D1270331

ÉCHEC À L'ARTHRITE
et aux autres maladies inflammatoires

ÉCHEC À L'ARTHRITE
et aux autres maladies inflammatoires

Lorna R. Vanderhaeghe, B.Sc.
Traduit par Marie-Andrée Dionne, trad. a.

Bearing Marketing Communications
Toronto

1ère édition en français au Canada en 2005 par
Bearing Marketing Communications Ltd.

Titre original : *Get a Grip on Arthritis and Other Inflammatory Diseases*
1ère édition anglaise au Canada en 2004 par
Bearing Marketing Communications Ltd.

1 2 3 4 5 QCE 08 07 06 05 04

ISBN : 0-9731803-5-8

Traduction : Marie-Andrée Dionne, trad. a.
Couverture : Thrillworks Inc.
Conception graphique de l'intérieur du livre : BbM Graphics

AVERTISSEMENT : Même si toutes les précautions ont été prises pour assurer l'exactitude des faits et procédures ou procédés mentionnés dans ce livre, l'auteure n'accepte ni obligation ni responsabilité envers qui que ce soit quant à la perte, aux blessures ou aux dommages causés ou prétendument causés, directement ou indirectement, par l'information présentée dans ce livre. Le but de ce livre est d'éduquer et d'informer. Pour un avis médical, vous devez obtenir des conseils et services individuels et personnalisés auprès d'un professionnel de la santé.

Les personnes qui souhaitent obtenir des exemplaires additionnels de ce livre ou demander la permission d'en reproduire une partie peuvent entrer en contact avec :

Bearing Marketing Communications Ltd
5080, boul. Timberlea, Unité 1
Mississauga (ON) L4M 2W7
(905) 238-5876

Imprimé et relié au Canada

TABLE DES MATIÈRES

Préface

De plus en plus d'informations s'accumulent et pointent vers l'inflammation comme acteur de premier plan dans le développement de nombreuses maladies, qu'il s'agisse d'arthrite, de maladie d'Alzheimer, de maladies du cœur, de psoriasis ou même d'accident vasculaire cérébral. Cela est dû au fait que l'inflammation est une réponse très fondamentale du corps aux modifications de l'environnement des cellules, que celles-ci recouvrent les gencives (gingivite), la peau (coup de soleil), les artères (athérosclérose) ou les articulations (arthrite). L'utilité la plus fondamentale de l'inflammation dans le corps est de lui permettre de se réparer tout autant que de se défendre contre les agressions manifestes et immédiates.

Si l'inflammation associée à l'arthrite et au psoriasis est habituellement assez visible, celle qui suscite le plus de préoccupations dans la vie moderne passe souvent inaperçue. C'est l'inflammation chronique de faible intensité, qui déclenche le durcissement des artères (athérosclérose), la maladie d'Alzheimer et le cancer, et qui menace la véritable qualité de vie de la plupart des gens. Ce message forme la trame de fond de l'excellent tour d'horizon de l'inflammation et de la façon d'y faire face par des moyens naturels, sans médicaments, que nous offre Lorna Vanderhaeghe dans ce livre.

En ce qui concerne l'arthrite, qu'il s'agisse d'ostéoarthrite, de goutte ou d'arthrite rhumatoïde, les preuves s'accumulent à l'effet que le traitement médical courant serait plus nuisible qu'utile. Les principaux médicaments utilisés dans le traitement tant de l'ostéoarthrite que de l'arthrite rhumatoïde sont ce qu'on appelle les anti-inflammatoires non stéroïdiens ou AINS, ce qui inclut l'aspirine. Même si ces médicaments sont extrêmement populaires, la recherche indique que dans le traitement de l'ostéoarthrite et de l'arthrite rhumatoïde, s'ils peuvent produire des bienfaits à court terme, il se peut aussi qu'en réalité ils accélèrent la progression de la destruction articulaire et causent plus de problèmes à plus long terme. Les résultats de nombreuses études ont soulevé des questions intéressantes : Est-ce que l'intervention médicale favorise de quelque façon la progression de la maladie ? Est-ce que la nutrition et les diverses thérapies naturelles améliorent la réponse du corps dans le sens d'un retour à la santé ? La réponse à ces deux questions, comme le montre à l'évidence l'information présentée dans ce livre, est un « oui » très clair.

Dans la plupart des cas, l'approche naturelle fournit un soulagement considérablement plus important, car elle s'attaque aux processus maladifs sous-jacents. Ceci est particulièrement vrai dans le cas de l'inflammation chronique, qu'il s'agisse d'une forme visible comme l'arthrite ou d'une forme sournoise, apparemment impossible à voir, qui augmente le risque de maladies du cœur, de dégénérescence du cerveau et de cancer.

Lorna fait un excellent travail en nous fournissant des solutions concrètes pour affronter l'arthrite et d'autres maladies inflammatoires. Je formule le souhait que les lecteurs et lectrices de ce livre en suivront les recommandations et connaîtront un soulagement de leur arthrite ou de tout autre état inflammatoire dont ils ou elles pourraient souffrir, sans utiliser de médicaments ni faire appel à la chirurgie. Je souhaite également que vous partagiez vos expériences avec d'autres, incluant les médecins, pour qu'encore plus de gens en bénéficient.

Michael T. Murray, N.D.
Août 2004

Remerciements

Il y a toujours des gens spéciaux qui aident à faire publier un livre.
Je voudrais saluer quelques-unes de ces personnes.

Tout d'abord, merci à Michael Murray, N.D. pour ta gentillesse et
ton soutien depuis que je me suis jointe à l'équipe scientifique de Natural
Factor's. Merci aussi, Deane Parkes, mon ami de longue date et âme sœur :
tu m'apportes constamment tout ce dont j'ai besoin pour réussir.
Je suis reconnaissante envers Dean et Lou Mosca pour avoir pensé d'abord
à moi pour ce projet. Merci à mon éditrice, Susan Girvan : ton expertise
pour améliorer tous mes livres est inestimable. Merci à mes enfants,
Crystal, Kevin, Kyle et Caitlyn, qui m'ont endurée et soutenue pendant
un autre été d'écriture – c'est une bénédiction de vous avoir,
tous et chacun de vous.

Je remercie spécialement les pionniers, médecins et scientifiques du
domaine de l'immunologie, de la rhumatologie et du traitement
de la douleur, sans qui ce livre n'existerait pas.

Et vous tous et toutes, qui souffrez et éprouvez les douleurs de l'arthrite
et des maladies inflammatoires, je vous dédie ce livre.

La filière inflammatoire

Arthrite, gingivite, maladies du cœur et psoriasis sont des problèmes qui affectent des parties très différentes du corps, mais qui ont tous quelque chose en commun : l'inflammation. En outre, on pense maintenant que l'inflammation joue un rôle dans des douzaines d'autres maladies allant des allergies à la dégénérescence maculaire et aux pertes de mémoire, en passant par l'asthme, les maladies intestinales inflammatoires et les maladies auto-immunes comme le lupus.

L'inflammation à l'œuvre

L'inflammation est la première réaction de votre système immunitaire contre l'infection, et c'est une réaction très efficace. Lorsqu'une épine déchire la peau de votre doigt, endommage les tissus et permet à des envahisseurs comme les bactéries de s'introduire dans votre corps, votre système immunitaire se met immédiatement à l'œuvre et envoie plusieurs sortes de cellules spécialisées qui jouent chacune un rôle précis. Les mastocytes par exemple – des cellules immunitaires spécialisées – libèrent de l'histamine en même temps que d'autres messagers immuns connus sous le nom de cytokines, afin d'avertir votre corps du problème. L'histamine augmente le flux sanguin dans la région blessée, ce qui provoque rougeur et enflure. Ensuite, les macrophages (ce mot signifie « grosses cellules qui mangent ») que l'on trouve principalement dans le tissu conjonctif et l'épiderme, se jettent dans la mêlée. Ils sécrètent eux aussi des messagers immuns, détruisent les bactéries et débarrassent le corps des cellules endommagées. D'autres cellules immunes se rendent dans la région blessée pour intensifier la bataille et, à mesure que l'endroit est libéré des intrus, encore plus de cellules s'y présentent, cette fois pour amorcer le processus de guérison.

L'endroit blessé devient souvent chaud, rouge, enflé et douloureux. La chaleur est produite par l'accroissement du flux sanguin dans la région blessée. La rougeur est due à la bataille et aux processus de réparation en cours. La région de la blessure devient habituellement douloureuse en raison de l'accumulation de liquides et de cellules immunes à cet endroit. La douleur est souvent le premier indicateur de l'inflammation. Elle vous amène à faire attention à cette région du corps et à cesser de la bouger afin d'empêcher la blessure de s'aggraver. Pensez à votre dernier coup de soleil : rappelez-vous combien votre peau était chaude au toucher, enflée et douloureuse. Pensez à la façon dont vos gencives montrent des signes d'inflammation lorsque vous passez la soie dentaire un peu trop vigoureusement. Ou encore, pensez à la réaction de votre corps aux piqûres d'insectes – ce sont tous des signes visibles d'inflammation.

L'inflammation est une façon efficace de s'assurer que des agresseurs ne s'introduiront pas dans votre corps pour y faire des ravages. Par contre, lorsque l'inflammation diminue d'intensité et devient chronique, l'armée de votre système immunitaire reste en état d'alerte et endommage des tissus sains. Les scientifiques se rendent compte que ce processus salutaire, conçu pour tenir bactéries, virus et parasites à distance, crée la maladie lorsqu'il échappe aux mécanismes de régulation du corps. Cela provoque une inflammation douloureuse et dommageable qui attaque les articulations, les organes et les artères. *Échec à l'arthrite et aux autres maladies inflammatoires* va vous aider d'une part à trouver un soulagement naturel aux processus inflammatoires responsables de la douleur et de la destruction associées à tant de maladies courantes, et d'autre part à réparer les dommages.

Les causes de l'inflammation chronique

Stress, bactéries, virus, parasites, poisons environnementaux, certains aliments (incluant le sucre), le tabagisme, un taux élevé d'insuline dans le sang et l'obésité ne sont que quelques-uns des facteurs qui favorisent l'inflammation. Le fait que nous vivions beaucoup plus longtemps que nos ancêtres peut également contribuer à l'inflammation, car souvent notre capacité d'interrompre le processus inflammatoire s'affaiblit à mesure que nous vieillissons.

DES ALIMENTS QUI CAUSENT L'INFLAMMATION

Les aliments que vous choisissez peuvent soit favoriser, soit prévenir l'inflammation. Les aliments qui contiennent de l'acide arachidonique, comme les œufs, les abats (incluant le foie, le cœur et les abattis de volaille), le bœuf et les produits laitiers favorisent l'inflammation. Par un processus compliqué, le corps décompose l'acide arachidonique en constituants inflammatoires, parmi lesquels on trouve les hormones, les prostaglandines et les leukotriènes qui contrôlent les mécanismes de l'inflammation, assurent la constriction des vaisseaux sanguins et favorisent la coagulation du sang.

Les aliments trop cuits ou cuits à haute température (incluant les frites, les aliments noircis ou cuits au barbecue et le poulet frit – les aliments frits ou la friture à haute température) suscitent une réponse inflammatoire parce qu'ils créent des « PRM » (produits de la réaction de Maillard) que le corps traite comme des intrus. Les PRM apparaissent lorsqu'une protéine se lie à une molécule de glucose, ce qui donne des protéines réticulées et endommagées. À mesure que le corps tente de décomposer ces PRM, les cellules immunes sécrètent de grandes quantités de cytokines inflammatoires. Beaucoup des maladies que nous croyons dues au vieillissement sont en réalité causées par ce processus. Selon l'endroit ou les PRM se manifestent, le résultat sera de l'arthrite, une maladie du cœur, une cataracte, des pertes de mémoire, l'apparition de rides ou des complications diabétiques, entre autres choses.

Ce que vous pouvez faire

Mangez au moins six portions de légumes et une portion de fruits chaque jour. Ce sont des aliments dont l'index glycémique est très bas – ce qui veut dire que le corps met plus de temps à les transformer en glucose sanguin – et ils constituent de meilleurs choix pour réduire l'inflammation (voyez des exemples d'index glycémiques dans le tableau de la page 5). Notre régime alimentaire habituel – beaucoup de glucides et peu de protéines – perturbe la capacité de notre corps de régler la glycémie (sucre dans le sang) correctement. Il force notre corps à sécréter trop d'insuline pour réduire une glycémie anormalement élevée, et les cellules en viennent à développer une résistance à l'action de l'insuline. De plus, une glycémie élevée augmente l'inflammation, tandis que les aliments dont l'index glycémique est bas calment le processus inflammatoire.

Mangez des quantités modérées de poulet biologique élevé en liberté, et beaucoup de poisson. Ne mangez pas de margarine, de shortening, ni d'huiles de supermarché hautement transformées. Évitez tous les aliments contenant des gras trans. Lisez les étiquettes et si vous y voyez les mots « partiellement hydrogéné » ou « hydrogéné », cet aliment contient des gras trans, lesquels favorisent l'inflammation. L'huile d'olive extra vierge est la plus sûre des huiles que l'on trouve dans nos épiceries locales; plus loin dans ce livre, vous trouverez plus d'information sur les huiles riches en acides gras essentiels. Évitez tous genres d'aliments transformés – ils devraient porter une étiquette disant « Avertissement, une inflammation se manifestera si vous mangez ceci ! ».

Aliments dont l'index glycémique est bas : Une consommation modérée d'aliments dont l'index glycémique est le plus bas aidera à réduire l'inflammation, à équilibrer la glycémie, à diminuer les besoins en insuline, à réduire le gras corporel et la tension artérielle, à améliorer le fonctionnement du système immunitaire, à promouvoir la longévité et à améliorer globalement le bien-être. Ce sont les aliments dont l'index glycémique est de 60 ou moins dans le tableau. (Les index sont comparatifs et le glucose sert de valeur de référence.) Pensez seulement « aussi naturel que l'a voulu Dame Nature ». Choisissez des aliments complets, non transformés, sans sucre ni faux gras, et enrichis de protéines, afin de maîtriser l'inflammation et de maintenir votre glycémie dans des limites saines.

Aliment	Index glycémique
Glucose	100
Pommes de terre au four	98
Carotte cuite	92
Flocons de maïs (Corn Flakes)	92
Riz blanc instantané	91
Miel	74
Pain blanc	72
Bagel	72
Biscotte Melba	70
Pommes de terre en purée	70
Pain de blé	69
Sucre blanc	65
Betterave	64
Raisins secs	61
Muffin au son	60
Pain pita	57
Gruau à gros flocons (pas instantané)	55
Maïs soufflé à l'air chaud	55

Aliment	Index glycémique
Sarrasin	54
Banane	53
Riz brun	50
Jus de pamplemousse non sucré	48
Pain complet pumpernickel	46
Lait de soya	44
Pain complet de seigle noir	42
Haricots pinto	42
Pâtes faites de céréales complètes	41
Pommes	39
Jus de tomate en boîte, non sucré	38
Céréales au son All-bran	38
Tomates	38
Yogourt nature	38
Igname	37
Pois chiches	36
Lait écrémé	32
Fraises biologiques (c'est-à-dire sans pesticides)	32
Fettucine aux vrais œufs	32
Haricots secs	29
Spaghetti fait de grain complet et enrichi de protéines	27
Pêche	26
Cerise	24
Légumes sans amidon : roquette, asperges, laitues, bette à carde, brocoli, avocat, aubergine, concombre, choufleur, chou vert frisé, céleri, toutes les germinations, chou de, Bruxelles courgette, oignon vert, rhubarbe, chou rouge, champignons	moins de 20

La viande, la volaille, les œufs, les matières grasses et les huiles ne figurent pas dans ce tableau, car ces aliments ne contiennent pratiquement pas de glucides. Cela signifie que leur index glycémique est bas, mais rappelez-vous d'éviter de consommer de la viande rouge, des abats ou trop d'œufs, car ils provoquent l'inflammation.

TROP MANGER CAUSE DE L'INFLAMMATION

Nous savons que trop manger provoque une réaction inflammatoire et une immunosuppression. Des tests effectués par le National Institute on Aging (Institut national sur le vieillissement) ont révélé que lorsque les animaux recevaient 50 % moins de calories par jour, leur réponse immunitaire s'améliorait, la quantité de cytokines inflammatoires en circulation était réduite, le volume du thymus se maintenait et la fonction des lymphocytes-T, qui combattent l'inflammation, s'améliorait également. Cette étude examinait la consommation (forte ou faible) de calories et ne faisait aucune distinction entre les types de calories consommées. Les régimes lourds à base de viande rouge ou comportant de grandes quantités d'aliments bourrés de sucre auront très certainement un effet négatif sur la fonction immunitaire et favoriseront l'inflammation, tandis que les calories sous forme de fruits, légumes, légumineuses, graines et noix vont améliorer l'immunité. Quels que soient vos choix alimentaires, la modération est la clef tant en termes de quantité totale consommée chaque jour qu'en termes de quantité consommée en une seule fois. En général cinq ou six petits repas (constitués de bons aliments) répartis au long de la journée sont considérés plus de santé que la consommation de repas moins nombreux mais plus copieux.

LES CELLULES GRAISSEUSES AUGMENTENT L'INFLAMMATION

On sait qu'un excès de poids de seulement neuf kilos (vingt livres) peut créer beaucoup d'inflammation dans le corps humain et diminuer l'immunité globale. La gestion du poids est importante pour le maintien d'un système immunitaire équilibré et pour maîtriser l'inflammation. Avec plus de 50 % des Nord-Américains souffrant d'un excès de poids et un autre 15 % entrant dans la catégorie obésité, les planificateurs des soins de santé publics s'attendent à voir une formidable augmentation des maladies inflammatoires. Les cellules graisseuses agissent comme des cellules immunitaires et sécrètent des facteurs inflammatoires (histamines et cytokines), en particulier durant les périodes de prise de poids. Plus vous avez de cellules graisseuses, plus grand est votre risque d'inflammation.

La prise de poids place également énormément de pression sur les articulations. Chaque fois que vous prenez cinq kilos, votre poids exerce une pression additionnelle de vingt kilos ou plus sur les hanches et les genoux, ce qui comprime le cartilage et le collagène, use les os et favorise les dommages articulaires et une réaction inflammatoire.

UN MAUVAIS SOMMEIL CAUSE DE L'INFLAMMATION

Les personnes souffrant d'insomnie sécrètent plus de cytokines inflammatoires comparativement à celles qui n'en souffrent pas. Durant le sommeil, le corps se régénère et le système immunitaire se calme. Le manque de sommeil réparateur est un élément majeur favorisant l'inflammation. Les personnes souffrant arthrite rhumatoïde ou d'autres maladies auto-immunes le savent, car le manque de sommeil causé par la douleur associée à leur état favorise l'apparition d'encore plus de poussées inflammatoires et de douleurs.

Jusqu'à 33 % des Nord-Américains ont des douleurs chroniques, et celles-ci handicapent plus de gens que les maladies du cœur et le cancer réunis. On estime que les jours de travail perdus, les réclamations en santé et sécurité au travail et les dépenses médicales associées à la douleur chronique coûtent au Canada et aux États-Unis plus de 100 G\$ US (cent milliards de dollars) par année. Un repos adéquat est essentiel pour combattre l'inflammation. La mélatonine, la valériane et le 5-HTP, figurent parmi les aides naturelles qui devraient être utilisées pour améliorer le sommeil et calmer la réponse inflammatoire.

Facteurs-clefs de l'inflammation et de la maladie

Un système immunitaire qui échappe aux mécanismes de régulation peut entraîner l'apparition d'une variété d'états débilitants. Que pouvez-vous faire pour vous protéger des dommages possibles ? Quels sont certains des messagers-clefs du système immunitaire qui favorisent l'inflammation, et comment ces messagers peuvent-ils causer des problèmes comme la maladie d'Alzheimer, les maladies du cœur et d'autres encore ?

Toutes les cellules du système immunitaire envoient des signaux chimiques qui disent aux autres cellules immunes où aller et quoi faire. Pour maîtriser ou inverser le processus inflammatoire, nous devons réguler la sécrétion de certains de ces facteurs chimiques. Tout au long de ce livre, nous parlerons de certains des facteurs immuns inflammatoires les plus communs qui favorisent ou causent la maladie, et nous verrons comment stopper leur action.

L'histamine est une substance chimique que l'on trouve dans de nombreuses cellules du corps mais elle est abondante dans les mastocytes du tissu conjonctif (muscles, tendons, ligaments et fascias). Elle est sécrétée en réponse à une blessure ou à une invasion. Elle a pour effet d'ouvrir largement les vaisseaux sanguins, ce qui favorise la douleur et le nez qui coule que l'on observe dans les réactions allergiques; l'histamine augmente aussi la perméabilité des vaisseaux sanguins.

L'interleukine-1 (IL-1) est une cytokine qui suscite la fièvre ou la chaleur dans le corps. La fièvre ralentit virus et bactéries. Les cellules du système immunitaire que l'on appelle macrophages – des cellules géantes qui mangent – sécrètent la plus grande partie des IL-1. Cette substance chimique appelle les autres cellules immunes au combat. L'IL-1 a été reliée à de nombreux états inflammatoires, notamment l'arthrite et la maladie d'Alzheimer. Elle dégrade également le collagène et les tissus conjonctifs.

L'interleukine-6 (IL-6) est aussi sécrétée par les macrophages et par d'autres cellules immunes. Elle dit au système immunitaire de produire des anticorps de sorte que si jamais les mêmes bactéries ou virus tentent de nouveau d'envahir votre corps, votre système immunitaire sera capable de les tuer immédiatement. La production anormale d'IL-6 est associée aux maladies auto-immunes et aux états allergiques. Le psoriasis est un état où l'IL-6 amène les cellules de la peau à se reproduire anormalement. En quantité excessive, l'IL-6, favorise également la douleur et l'inflammation et amène certaines cellules-clefs à fabriquer des anticorps appelés auto-anticorps qui peuvent détruire les tissus, organes et articulations du corps lui-même. On voit cela chez les personnes souffrant du lupus, de la maladie de Crohn, du diabète de type I, de l'arthrite rhumatoïde et de bien d'autres maladies encore. L'IL-6 favorise également la perte de calcium dans les os, ce qui augmente le risque d'ostéoporose.

Le facteur onconécrosant (TNF) est sécrété par les macrophages et il suscite la fièvre et l'inflammation.

Les anticorps sont produits par des cellules spécialisées pour s'assurer que le système immunitaire soit prêt au cas où nous serions exposés à un virus ou à une bactérie une deuxième fois. On en trouve certains dans les larmes, la sueur et la salive. Certains anticorps favorisent les réactions allergiques en provoquant la libération de quantités massives d'histamine, d'autres enrobent les intrus pour les détruire et d'autres encore engouffrent les bactéries.

Les prostaglandines sont des substances grasses (lipides) semblables à des hormones et qui se forment lorsque l'acide arachidonique est décomposé en ses constituants. Inflammation et prostaglandines marchent la main dans la main car ces dernières favorisent la douleur, l'enflure et la rougeur. La cyclo-oxygénase, aussi connue sous le nom d'enzymes Cox-1 et Cox-2, aide à fabriquer les prostaglandines. Les prostaglandines fabriquées par les enzymes Cox-2 sont inflammatoires et aggravent de beaucoup les effets de l'histamine, ce qui accroît l'intensité de la douleur. Au contraire, les enzymes Cox-1 sont guérissantes.

La protéine C réactive (C.R.P.) est une substance produite par le foie durant une réponse inflammatoire. Le Dr Paul Ridker, cardiologue au Brigham and Women's Hospital (Boston), est le scientifique à qui l'on doit la découverte que les personnes ayant un taux élevé de C.R.P avaient un risque plus élevé de crise cardiaque. De fait, ceux dont le taux de C.R.P. est supérieur à 3,0 mg/L ont un risque de crise cardiaque ou d'accident vasculaire cérébral (AVC) trois fois plus élevé que les personnes dont le taux est inférieur à 0,5 mg/L.

Taux sanguin de C.R.P.

Demandez à votre médecin de faire un test sanguin d'hypersensibilité à la C.R.P. pour vérifier le degré d'inflammation dans votre corps. Si votre taux de C.R.P. est supérieur à 3,0 mg/L, vous devriez vous efforcer de trouver la source de l'inflammation et la traiter rapidement.

- Taux optimal : moins de 0,5 mg/L à 1,0 mg/L
- À surveiller : entre 1,0 mg/L et 3,0 mg/L
- Indique un haut degré d'inflammation : plus de 3,0 mg/L

En surveillant vos taux sanguins de ces marqueurs, en particulier la C.R.P., vous pouvez évaluer le degré d'inflammation dans votre corps et commencer à prendre des mesures pour la réduire ou l'éliminer. Ces mesures sont une clef pour protéger votre santé, car la recherche a établi un lien entre l'inflammation et une grande variété de maladies.

AGENTS ET MALADIES INFLAMMATOIRES
Maladies du cœur

On croyait que les maladies du cœur, en particulier l'obstruction des artères, étaient dues à un excès de LDL (le mauvais cholestérol) qui s'agglutinait sur les parois artérielles. Mais la moitié des personnes qui font une crise cardiaque ont des taux de cholestérol normaux. Le *Physician's Health Study*, qui a examiné le rapport entre le taux de C.R.P. et le risque de maladies du cœur chez 22 000 hommes en santé, a découvert qu'il y a une corrélation directe entre l'inflammation et les maladies du cœur. Comment cela se peut-il ? Dans le cas de maladies du cœur et de l'inflammation, les scientifiques ont appris que même chez les personnes dont le cholestérol sanguin est normal, il arrive que le cholestérol parvienne à pénétrer la paroi de l'artère et s'y imbrique sous forme d'athérome (plaque). (Les personnes souffrant d'un taux de cholestérol élevé ont un plus grand risque de voir ceci se produire.) Les macrophages sont alors avertis de la présence de l'intrus et ils vont tenter, avec d'autres cellules immunes, d'éliminer l'athérome. Pour ce faire, ces cellules bombardent le site et brisent la plaque de cholestérol qui finit par se détacher de la paroi artérielle. Si elle est assez grosse, elle va bloquer l'artère — et provoquer une crise cardiaque ou un accident vasculaire cérébral. Les femmes qui prennent des hormones de remplacement doivent faire particulièrement attention car l'œstrogène (dans les études, on a utilisé du Prémarin) accroît l'inflammation dans le corps et élève le taux de C.R.P. à des niveaux dangereux, ce qui indique un risque beaucoup plus élevé de crise cardiaque et particulièrement d'accidents vasculaires cérébraux.

Le cancer

Un taux élevé de C.R.P. dans le sang indique également un risque accru de voir se développer certains cancers. Une étude publiée dans le *Journal of the American Medical Association* a trouvé que les personnes ayant les plus haut taux de C.R.P. avaient trois fois plus de risque de développer un cancer du côlon comparativement aux personnes dont le taux de C.R.P. figurait parmi les plus bas.

Dégénérescence maculaire

L'inflammation est également en cause dans le développement de la dégénérescence maculaire, la principale cause de cécité chez les aînés. Un taux élevé de C.R.P. a été observé chez les personnes qui développent la forme la plus grave de dégénérescence maculaire.

Diabète de type II

Des taux élevés d'IL-6 et de C.R.P. sont de bons indicateurs du risque de développer un diabète de type II. Le risque de souffrir du diabète de type II était plus de deux fois supérieur chez les personnes qui avaient les taux sanguins d'IL-6 les plus élevés, et quatre fois supérieur chez celles qui avaient les plus hautes concentrations de C.R.P. dans le sang, comparativement aux personnes dont le niveau de ces deux marqueurs inflammatoires était bas.

Maladie d'Alzheimer

De nouvelles recherches ont montré qu'un système immunitaire hyperactif joue un rôle de premier plan dans l'inflammation du système nerveux central et la destruction des neurones (les neurones transmettent et reçoivent des signaux dans le cerveau), favorisant ainsi les pertes de mémoire et la maladie d'Alzheimer.

Notre cerveau contient des cellules immunes appelées microglies, qui agissent comme des macrophages (les « grosses cellules qui mangent » du système immunitaire). Ces microglies du cerveau sécrètent des messagers immuns inflammatoires, incluant l'IL-1 et l'IL-6. Des études expérimentales sur les animaux et les essais cliniques chez les humains ont montré que ces facteurs immuns inflammatoires favorisent la destruction des neurones dans le cerveau des personnes atteintes de la maladie d'Alzheimer. Dans certaines études portant sur les animaux, lorsque les IL-1 et les IL-6 étaient bloquées, la destruction des neurones cessait.

Traitements conventionnels de l'inflammation

Une recherche utilisant des médicaments pour inhiber le processus inflammatoire plutôt que de simplement masquer les symptômes est présentement en cours. Le but est de réguler les cytokines immunes pro-inflammatoires comme l'IL-1, l'IL-6, les prostaglandines et l'histamine, entre autres. Carl Germano et William Cabot, dans leur livre *Nature's Pain Killers*, mentionnent que « l'IL-1 est directement responsable de la dégradation du collagène et d'autres tissus conjonctifs, ce qui augmente la production des prostaglandines inflammatoires et la dilatation des vaisseaux sanguins — toutes des actions qui créent de la douleur. L'IL-6 est un puissant facteur pro-inflammatoire qui contribue aux symptômes de douzaines d'états inflammatoires, incluant l'arthrite rhumatoïde. » Les mauvaises prostaglandines causent également de la douleur. Elles sont fabriquées à partir d'enzymes Cox-2, lesquelles produisent l'inflammation à l'origine de la douleur. Le but poursuivi en prévenant l'inflammation est de réguler ou stopper la libération des messagers immuns qui s'attaquent aux cellules et aux tissus sains.

Jusqu'à récemment, le but de la médication conventionnelle dans le traitement des états inflammatoires avait principalement mis l'accent sur le traitement de la douleur, avec des résultats mitigés.

LES DANGERS DES MÉDICAMENTS CONTRE LA DOULEUR

Les Nord-Américains dépensent plus de 3,9 G$ US pour des analgésiques en vente libre. L'acétaminophène est l'analgésique le plus souvent utilisé, suivi par les anti-inflammatoires non stéroïdiens (AINS) comme l'ibuprofène, et finalement l'aspirine. Il se vend plus de médicaments contre la douleur pour soulager les symptômes de l'arthrite que pour toute autre maladie.

En dépit de la popularité des différents médicaments contre la douleur, leur innocuité n'est pas garantie. Des surdoses accidentelles d'acétaminophène sont très courantes. Les patients souffrant de graves douleurs peuvent être tentés de prendre trop de comprimés. La posologie recommandée doit être suivie soigneusement. Lorsque l'acétaminophène est consommé en doses supérieures à celles recommandées, il cause des dommages au foie, en particulier lorsqu'il est combiné à l'alcool. Les surdoses à l'acétaminophène sont la principale cause d'insuffisance hépatique aiguë et causent 10 % de tous les cas d'insuffisance rénale. La plupart des gens ne se rendent pas compte qu'ils créent un mélange mortel lorsqu'ils combinent alcool (même juste un ou deux verres) et acétaminophène, mais la toxicité hépatique peut survenir même lorsque vous prenez aussi peu que deux doses de plus par jour, combinées à des boissons alcoolisées.

L'utilisation à long terme des AINS cause 20 000 décès par année aux États-Unis. En outre, plus de 120 000 Nord-Américains sont hospitalisés chaque année à cause des effets secondaires des AINS. Les effets secondaires incluent les problèmes gastro-intestinaux (hémorragies, nausées et vomissements), les dommages au foie, les ulcères d'estomac, les réactions allergiques, l'immunodépression, la confusion mentale et l'insuffisance rénale. Les interactions médicamenteuses néfastes sont fréquentes et une toxicité du système nerveux central peut survenir avec certains AINS. Des patients recevant des corticostéroïdes en même temps que des AINS ont un risque 15 fois plus élevé de souffrir d'un ulcère gastroduodénal que ceux qui ne reçoivent aucun médicament. Le *New England Journal of Medicine* rapporte que les AINS sont à l'origine de 15 % de tous les cas d'insuffisance rénale causée par les médicaments.

AINS et destruction articulaire

Il existe également des preuves que les AINS sont contre-productifs en ce qui concerne nos articulations. Les résultats d'une étude publiés dans *The Lancet* démontrent que les AINS contribuent à la destruction du cartilage. Oui, vous avez bien lu ! Les AINS peuvent causer une destruction articulaire. J'ai fait état il y a des années d'une étude qui portait sur 294 radiographies de la hanche et dont les résultats montraient que les patients prenant des AINS affichaient une destruction articulaire de la hanche plus grande que les patients qui n'en prenaient pas. Maintenant, une nouvelle étude portant sur les animaux et publiée dans *The Journal of Bone and Mineral Research* a également mis en lumière des problèmes de consolidation (réparation) des os en lien avec les AINS. Des chercheurs de la University of Medicine and Dentistry dans le New Jersey ont donné à 253 rats ayant les os brisés soit du Vioxx, du Celebrex ou de l'indométhacine, soit aucun médicament. Les rats ayant reçu du Vioxx ou du Celebrex ont mis plus de deux mois à guérir complètement et l'écorce extérieure des os nouvellement formés était plus fragile. Certains spécialistes des os disent que les résultats sont si probants que les médecins devraient expliquer le risque de la consommation de ces médicaments au moment de traiter des blessures osseuses ou lorsqu'il est question de chirurgie du dos.

En plus des inquiétudes concernant les dommages aux articulations, Vioxx et Celebrex, deux AINS d'un genre nouveau, vantés comme étant beaucoup plus sûrs que les versions précédentes, pourraient, de fait, ne pas être si sûrs que ça. Une recherche effectuée au Centre médical de l'Université de Pennsylvanie a montré que le Celebrex peut accroître le risque de crise cardiaque ou d'accident vasculaire cérébral. Le Celebrex est un sulfamide, comme certains antibiotiques et médicaments pour le traitement oral du diabète, et les personnes souffrant d'une allergie aux sulfamides doivent l'éviter. Les allergies aux sulfamides affectent cinq pour cent de la population.

De plus, le Celebrex, qui est beaucoup plus coûteux que les médicaments courants contre l'arthrite, n'est pas plus efficace que les AINS moins récents en termes d'effets secondaires gastro-intestinaux. En se fondant sur les preuves d'un vaste essai clinique, des chercheurs ont déterminé qu'il y a une plus grande chance qu'on ne le croyait auparavant que les utilisateurs du Celebrex développent des problèmes d'ulcères. L'essai comparait des patients prenant du Celebrex à des patients prenant de l'ibuprofène et du Voltarène (aussi connu sous le nom de diclofénac). Les résultats ont montré qu'il n'y a, en réalité, aucune différence entre ces trois médicaments en ce qui concerne les problèmes gastro-intestinaux. Plusieurs personnes souffrant d'arthrite et prenant du Celebrex ont observé que les problèmes gastro-intestinaux dont ils souffraient lorsqu'ils prenaient des AINS survenaient encore en prenant du Celebrex. Le Dr Simon Huang, un rhumatologue de Vancouver qui a mené des essais cliniques locaux sur le Celebrex, a trouvé que « même si on a observé que le Celebrex provoque moins d'ulcères dans la partie supérieure du tractus gastro-intestinal, ses effets sur le tractus gastro-intestinal inférieur sont inconnus. » En juillet 2002, Santé Canada a émis un avertissement au sujet de Celebrex. Dix décès et plus de 70 cas d'hémorragies gastro-intestinales graves se sont produits chez des Canadiens prenant du Celebrex au cours des trois dernières années.

Des remèdes naturels pour stopper l'inflammation

De nombreux nutriments interrompent l'action inflammatoire des cytokines et des prostaglandines, sans les effets secondaires associés aux médicaments. Ils devraient être considérés comme d'excellents agents anti-inflammatoires, et cela inclut les extraits de boswellie, le Celadrin, la curcumine, l'huile de poisson et les vitamines. Vous trouverez dans les pages qui suivent une description générale de ces nutriments. Des recommandations spécifiques à l'égard de divers états inflammatoires sont présentées en ordre d'importance sous la rubrique « Prescriptions Santé », dans la deuxième partie de ce livre.

BOSWELLIE

La boswellie, un extrait de l'arbre *Boswellia serrata*, a fait l'objet d'études poussées portant sur des sujets humains. Ces études ont démontré que la boswellie a plusieurs effets anti-inflammatoires puissants. Elle inhibe les facteurs inflammatoires et les voies de la cyclo-oxygénase, ce qui a pour effet de réduire les taux de prostaglandines inflammatoires. Elle agit également comme analgésique et pourrait améliorer la circulation sanguine dans les articulations et les tissus enflammés. Dans une étude, 70 % des patients atteints d'arthrite rhumatoïde ont connu une réduction de la douleur et de la raideur. Pour vérifier ces résultats, des chercheurs ont donné à 17 des patients un placebo remplaçant la boswellie qu'ils recevaient, et leurs symptômes sont revenus.

CELADRIN

Un des produits naturels anti-inflammatoires les plus récents et les plus efficaces est le Celadrin, un mélange breveté d'acides gras spéciaux. Le Celadrin est vendu en capsules, en comprimés, en capsules molles ou sous forme de crème. Lors de l'utilisation de Celadrin, on a observé chez les humains et chez les animaux des améliorations remarquables tant au plan de la réduction de la douleur et de l'enflure que de l'accroissement de l'amplitude du mouvement et de la réduction des facteurs inflammatoires.

Les résultats d'un essai multicentrique à double insu et contrôlé par placebo (le genre d'étude comportant les plus sévères vérifications scientifiques), publiés dans le prestigieux *Journal of Rheumatology* ont montré que le Celadrin, lorsque pris par voie orale, soulage les problèmes articulaires et améliore la mobilité. Soixante-quatre participants âgés de 37 à 77 ans ont reçu des capsules de Celadrin. Ils ont été évalués au début de l'étude, après 30 jours et à la fin de cette étude de 68 jours. Comparativement à ceux qui avaient reçu un placebo, les sujets qui prenaient Celadrin avaient plus de flexibilité, moins de maux et de douleurs, et ils étaient capables de marcher sur de plus grandes distances. Pour la petite histoire, notons que Tony Gwynn, huit fois champion frappeur de la Ligue nationale, s'est fié à Celadrin pour réparer 20 ans de dommages à ses genoux causés par le baseball, et Danny Milsap, légendaire lanceur de balle molle âgé de 84 ans, utilise Celadrin pour rester au jeu. De plus, Derek Boosey, athlète olympique (triple saut) et médaillé d'or des Jeux mondiaux des maîtres 1998 dans la catégorie 55 à 59 ans, a utilisé du Celadrin par voie orale et en crème pour soulager ses douleurs aux genoux. Il a également vu son taux de mauvais cholestérol chuter, tandis que son taux de bon cholestérol s'élevait; son taux de C.R.P. est de 0,13 mg/L.

Il y a actuellement des recherches portant sur Celadrin pour le traitement de la gingivite, une autre maladie inflammatoire courante. Les résultats sont attendus en 2005.

CRÈME ANTI-INFLAMMATOIRE
Une recherche sur l'efficacité de la crème Celadrin effectuée à l'Université du Connecticut a porté sur 42 patients souffrant d'ostéoarthrite du genou. Les participants ont reçu soit du

Celadrin, soit un placebo, sous forme de crème appliquée localement. Les sujets ont été évalués avant l'application de la crème, puis 30 minutes après et de nouveau après une période de traitement de 30 jours durant laquelle la crème était appliquée deux fois par jour, le matin et le soir. Les chercheurs ont évalué la fonction physique, la stabilité posturale, la douleur et l'amplitude du mouvement. Les tests de fonction physique incluaient une évaluation minutée du temps requis pour se lever d'une chaise et se mettre en mouvement, l'utilisation des escaliers, la force et l'endurance musculaires et la mobilité du genou. Le groupe recevant du Celadrin a eu des résultats extraordinaires avec moins de douleur et de raideur, une amélioration de l'équilibre et de la force et une meilleure mobilité. Le plus excitant fut que 30 minutes après l'application de la crème Celadrin, les patients montraient déjà une amélioration remarquable pour tous les aspects testés. (On n'a cependant noté aucune différence entre les différents groupes quant à la capacité d'étendre la jambe.) Les résultats de cette étude ont été publiés dans le *Journal of Rheumatology* en août 2002. Une autre étude utilisant la crème Celadrin, effectuée à titre d'extension de l'étude précédente, a confirmé les résultats antérieurs qui montraient une amélioration de la mobilité du coude, du poignet et du genou, ainsi qu'une réduction significative de la douleur.

Les personnes utilisant le Celadrin à la fois sous forme orale et sous forme de crème ont connu une amélioration beaucoup plus rapide quant à la douleur, à l'enflure et à la mobilité que celles qui utilisaient seulement la crème.

La crème Celadrin et le psoriasis : Une autre étude à double insu contrôlée par placebo a porté sur l'utilisation de la crème Celadrin pour le traitement du psoriasis sur une période de 14 jours. Les patients devaient appliquer la crème sur la région affectée deux fois par jour. La gravité initiale des écailles, des plaques, de la rougeur, de la sécheresse, des craquelures et du soulèvement de la peau a été enregistrée. Puis, chaque patient a fait une visite chez un dermatologue après 7 et 14 jours pour une évaluation de l'amélioration de la peau. Chaque patient a connu une amélioration de deux points sur l'échelle de Likert de 5 points utilisée (0 = aucune amélioration, 5 = amélioration significative). Cette petite étude pilote a montré que les personnes utilisant la crème Celadrin obtenaient une amélioration mesurable de leur psoriasis. Les rapports des personnes utilisant Celadrin ont suscité l'intérêt dans un autre domaine de la guérison de la peau. Une étude est présentement en cours pour examiner les effets du Celadrin pour réduire les rides. En calmant la peau et en faisant cesser l'inflammation — laquelle favorise les effets du vieillissement — nous pouvons réduire les ridules et les rides.

Voici comment fonctionne Celadrin

Celadrin travaille un peu comme les acides gras essentiels AEP (acide éicosapentanoïque) et ADH (acide docosahexaénoïque), tirés des huiles de poisson, mais ses effets sont beaucoup plus marqués. Les acides gras procurent de nombreux effets bienfaisants vitaux pour la réponse immunitaire et la réponse inflammatoire. Divers acides gras induisent des changements dans la membrane cellulaire et dans la réponse de la membrane à certains facteurs immuns. Ils jouent également un rôle dans la suppression des fonctions cellulaires inflammatoires en réduisant la dégradation du cartilage (laquelle déclenche la mort cellulaire) et, comme les AINS, ils réduisent l'activité inflammatoire de l'enzyme Cox-2.

Les acides gras estérifiés (ce qui signifie qu'ils sont stables et ne réagissent pas à l'oxygène) présents dans Celadrin ont des effets anti-inflammatoires prononcés, comme l'inhibition de l'inflammation dans les cellules endothéliales (cellules minces qui tapissent l'intérieur de certaines cavités dans le corps) et la diminution des effets pro-inflammatoires d'autres acides gras comme l'acide arachidonique. Il a également été prouvé que les acides gras spéciaux que l'on trouve dans Celadrin réduisent la production du facteur immun négatif qu'est l'IL-6 et régulent les facteurs immuns responsables de l'inflammation. Cela seul pourrait suffire à expliquer certains effets du Celadrin, comme la réduction de la douleur dans les articulations atteintes d'ostéoarthrite. Ces fonctions anti-inflammatoires sont très importantes pour prévenir d'autres dommages aux tissus et aux articulations tout en favorisant la guérison. De plus, les molécules que l'on trouve dans le Celadrin pourraient jouer un rôle dans la lubrification des articulations atteintes. Cette action, combinée aux effets anti-inflammatoires, explique certaines des améliorations significatives de la mobilité et du fonctionnement. De tels effets combinés semblent se produire lors de l'application de la crème Celadrin dans le psoriasis. Par ailleurs, il a été démontré que ces acides gras spéciaux réduisent l'inflammation de la peau tout en fournissant un effet soutenu d'hydratation sur les endroits atteints par le psoriasis.

Le Celadrin travaille également en inhibant l'acide arachidonique, un des principaux facteurs favorisant la cascade inflammatoire de facteurs immuns, en inhibant la 5-lipoxygénase — un autre médiateur de l'inflammation. Il pourrait également altérer les membranes cellulaires en les protégeant contre l'action des cytokines inflammatoires ou en réduisant la sécrétion des cytokines inflammatoires et des C.R.P.

Myristoléate de cétyl et Celadrin sont-ils une seule et même chose ?

Non. Le myristoléate de cétyl (CMO) est un ester d'acide gras simple à base carbonée, qui n'a pas été validé scientifiquement. Les résultats d'une étude sur le CMO, portant sur un petit échantillon de souris, n'ont pas été reproduits dans un environnement scientifique. Dans une étude plus récente dont les résultats ont été publiés en septembre 2002 dans *Pharmacological Research*, on a tenté de reproduire le concept et le protocole de cette étude et il a été observé que l'injection d'environ 24 000 mg de CMO par jour, soit une dose équivalente chez les humains à celle qui avait été donnée aux souris, ne produisait aucune différence significative comparativement au groupe recevant un placebo. Le journal *The Physician's Desk Reference for Nutritional Supplements* stipule qu'il n'y a aucun soutien crédible à l'appui des prétentions voulant que le CMO soit efficace dans les cas d'arthrite.

SULFATE DE CHONDROÏTINE

Les sulfates de chondroïtine sont des lubrifiants naturels du corps qui procurent élasticité aux cartilages et protection aux os en contact les uns avec les autres – un autre amortisseur. Interrompant la dégradation du vieux cartilage et stimulant la production de nouveau cartilage, le sulfate de chondroïtine est un traitement efficace pour la protection des articulations. Tout comme dans le cas du sulfate de glucosamine (voir plus loin), de nombreuses études ont confirmé l'action de la chondroïtine. Des études à long terme, à double insu et contrôlées par placebo effectuées en Europe, ont montré que le sulfate de chondroïtine réduit la douleur et répare de façon significative et en aussi peu que trois mois les dommages au cartilage dus à l'arthrite. Encore une fois, même après que les sujets de l'étude aient cessé de prendre de la chondroïtine, ils ont connu des effets prolongés durant la période d'évaluation post-étude.

DÉHYDRO-ÉPIANDROSTÉRONE (DHEA)

Les personnes stressées, en particulier celles ayant des maladies auto-immunes, ont moins de DHEA. Des études ont montré que la DHEA réduit le nombre d'anticorps d'attaque et par conséquent elle aide à maîtriser les maladies auto-immunes. Le taux de DHEA est souvent très bas chez les patients atteints de lupus. Dans une recherche utilisant de la DHEA à une dose exceptionnellement élevée – 200 mg par jour – les symptômes du lupus ont été atténués de façon significative. *Attention : il ne faut pas consommer 200 mg par jour sans la surveillance d'un médecin. La DHEA doit également être utilisée avec prudence par les personnes atteintes de certains cancers car elle peut se convertir en progestérone ou en œstrogène dans le corps.*

GRIFFE DU DIABLE
Au début du siècle dernier, des chercheurs européens ont découvert la griffe du diable en Namibie, l'ancienne Afrique du Sud-Ouest. Cette plante était utilisée comme remède populaire pour les aînés jusqu'à ce qu'on prouve qu'elle procurait des bienfaits thérapeutiques dans le traitement des symptômes de l'arthrite. De nombreuses autres études ont confirmé que la griffe du diable est un puissant anti-inflammatoire. Les effets de l'ingrédient actif de la griffe du diable, les harpagosides, ont été étudiés chez 50 patients souffrant d'arthrite. Les résultats ont montré que les symptômes d'arthrite et la gravité de la douleur étaient remarquablement réduits. Une recherche clinique contrôlée effectuée en Europe a comparé l'efficacité d'un médicament anti-arthritique ordinaire, le phénylbutazone, à celle de la griffe du diable. Les résultats ont révélé que la griffe du diable était plus efficace pour réduire la douleur et l'inflammation, sans les effets secondaires déplaisants associés au médicament.

Acides gras essentiels
Les acides gras essentiels (AG) forment la couche de lipides de toutes les cellules du corps et contrôlent le développement du cerveau, des yeux et du système nerveux. Par ailleurs, ils régularisent les bonnes et les mauvaises prostaglandines qui

favorisent les contractions des muscles lisses, et ils influencent les hormones. On trouve les AG oméga-3 en abondance dans les poissons d'eau froide – hareng, maquereau, saumon et thon – ainsi que dans les huiles de noix de noyer ou de graines de lin. On trouve les AG oméga-6 dans les huiles de canola, de tournesol et de carthame en vente au supermarché, de même que dans les suppléments alimentaires d'huile d'onagre, d'huile de bourrache et d'huile de pépins de cassis.

Les huiles oméga-6 devraient faire l'objet d'une classification additionnelle : bonnes ou mauvaises. Celles qui contiennent de l'acide gamma-linolénique (AGL), incluant les huiles d'onagre, de bourrache et de pépins de cassis, sont de bonnes huiles anti-inflammatoires, tandis que les huiles de canola, de tournesol et de carthame, lorsqu'elles sont fortement raffinées ou consommées à l'excès, favorisent l'inflammation, ce qui les place dans la catégorie « mauvaises ». Notre régime alimentaire regorge particulièrement des huiles oméga-6 que l'on trouve dans les aliments hautement transformés tels que les margarines et les huiles végétales vendues au supermarché. Les aliments transformés devraient être éliminés de votre régime alimentaire. À la place, ajoutez-y des aliments frais, non transformés et riches en acides gras essentiels. Les personnes souffrant de maladies inflammatoires ou auto-immunes seront les premières à remarquer l'efficacité de ce changement tout simple dans leur régime alimentaire, pour réduire leurs symptômes.

Les premières recherches ont montré que les acides gras essentiels réduisent les taux des amplificateurs de douleur, et les chercheurs ont suggéré que les suppléments d'AG seraient utiles pour diminuer la douleur associée à l'ostéoarthrite. Les suppléments d'AG peuvent aider dans les cas de maladies inflammatoires dégénératives chroniques des articulations telles que l'ostéoarthrite, en ralentissant la destruction et les dommages au cartilage et aux articulations; en diminuant l'inflammation et en empêchant les processus destructifs induits par l'inflammation de se produire, et possiblement en affectant les niveaux des amplificateurs de douleur.

L'acide gamma-linolénique (AGL) réduit l'inflammation et la raideur
La Dr Marya Zilberberg, dans sa revue de près de 40 publications cliniques portant sur l'AGL, souligne que l'AGL réduit systématiquement l'inflammation et la raideur articulaire, sans aucun des effets secondaires graves associés aux médicaments pharmaceutiques. « Nous avons vu environ 60 à 65 % de réduction de la raideur matinale chez ces patients, dit le Dr Zilberberg. En d'autres mots, si vous avez deux heures de raideur chaque matin, il y a une réduction d'une heure trente, comparativement à une réduction de 6,7 minutes avec une fausse pilule. C'est une différence extrêmement frappante. »

Voilà de bonnes nouvelles pour les personnes souffrant d'arthrite ou de maladies inflammatoires qui voient la raideur du matin comme l'effet le plus débilitant de leur maladie. « Si vous interrogez un arthritique au sujet de la raideur du matin, vous verrez qu'il s'agit d'un indicateur extrêmement important de l'état de leur maladie », dit le Dr Zilberberg. Ces résultats démontrent l'importance, dans les cas d'ostéoarthrite et d'arthrite rhumatoïde, de la prise de suppléments à long terme avec de fortes doses d'AGL provenant de l'huile de bourrache ou de l'huile d'onagre.

L'AGL réduit l'utilisation des AINS : La recherche récente suggère que l'utilisation d'AGL réduit les facteurs immuns qui favorisent l'inflammation et les blessures aux tissus articulaires. Il est important de diminuer ces dangereux facteurs immuns afin de réduire les dommages au cartilage (lesquels entraînent érosion osseuse et infirmité) et l'enflure articulaire chez les patients souffrant d'arthrite rhumatoïde (AR).

Prendre des suppléments d'AGL va non seulement diminuer les symptômes cliniques de l'AR, mais cela peut réduire les effets secondaires des AINS en réparant les dommages à la paroi gastrique. Des études ont montré que l'AGL protège les parois de l'estomac des acides gastriques qui pourraient provoquer des ulcères d'estomac en raison de la surutilisation répétée d'AINS. Dès 1988, des chercheurs ont confirmé que la prise quotidienne d'un supplément de 540 mg d'AGL provenant de l'huile d'onagre pouvait aider les patients à réduire leur utilisation d'AINS et par conséquent protéger leur paroi gastrique. Au début de l'étude, 100 % des patients prenaient leur pleine posologie d'AINS; après trois mois d'utilisation du supplément d'huile d'onagre, 70 % des patients prenaient toujours des AINS, et après six mois, seulement 30 % des patients continuaient de prendre leur pleine posologie d'AINS. Ceci constitue une réduction remarquable de 70 % chez les personnes prenant des AINS.

L'AGL et l'arthrite rhumatoïde : L'acide gamma-linolénique (AGL), un acide gras oméga-6 que l'on trouve dans les huiles d'onagre et de bourrache, est utile dans la gestion de l'arthrite rhumatoïde : il réduit la douleur et l'inflammation. L'acide arachidonique (que l'on trouve principalement dans les viandes rouges, les abats, les œufs et les produits laitiers) produit des composés inflammatoires. Prendre un supplément des huiles d'onagre ou de bourrache, riches en AGL, aide à réduire les sous-produits inflammatoires de l'acide arachidonique. L'AGL induit une suppression des cellules immunes inflammatoires et de la prolifération cellulaire synoviale des tissus synoviaux enflammés, ce qui aide à réduire l'inflam-mation et la douleur. Dans les essais cliniques, il a été montré que l'AGL remplace les médicaments pharmaceutiques à titre de substitut d'AINS et, en fait, il pourrait fonctionner comme un médicament antirhumatismal modificateur de la maladie.

L'AGL contre l'arthrite chronique juvénile : Les données d'une étude récente menée à l'hôpital Shriners pour enfants à Springfield (Massachusetts) ont montré que l'huile de bourrache pouvait faire du bien aux enfants atteints d'arthrite chronique juvénile (ACJ). Les données préliminaires de l'étude ont été présentées par la chercheure principale Deborah Rothman, M.D., Ph.D., au cours du congrès annuel de l'American College of Rheumatology à Boston. Dans sa recherche, le Dr Rothman a découvert que les effets de l'huile de bourrache étaient les plus forts pour les patients souffrant de polyarthrite.

L'utilisation de l'huile de bourrache dans les cas d'ACJ pourrait permettre à certains patients de réduire leur posologie de médicaments standard comme les AINS ou les corticostéroïdes. Les enfants atteints de maladies rhumatismales qui reçoivent des corticostéroïdes à long terme ont un risque élevé de développer de l'ostéoporose et des infections. On peut observer une réduction des symptômes après un mois de consommation du supplément. Le plein effet du supplément d'AGL se voit sur une période plus longue.

Huiles de poisson (AG oméga-3 AEP et ADH)

Les premiers articles scientifiques décrivant l'utilisation d'huile de poisson pour traiter l'arthrite rhumatoïde ont été publiés au XVIIIe siècle. Depuis, des études cliniques et en laboratoire ont révélé les effets bienfaisants de l'huile de poisson sur diverses formes d'arthrite. Ces bienfaits ont été attribués aux AG oméga-3 que sont l'acide éicosapentanoïque (AEP) et l'acide docosahexaénoïque (ADH). L'AEP et l'ADH sont incorporés dans la membrane cellulaire et entrent en compétition avec l'acide arachidonique pour les enzymes responsables de la production de prostaglandines anti-inflammatoires.

On trouve l'AEP et l'ADH en grande quantité dans les poissons d'eau froide et les deux peuvent aussi être convertis à partir de l'huile de graines de lin, quoique en petites quantités. On estime que le taux de conversion de l'huile de graines de lin en AEP et ADH se situe autour de 11 %, ce qui veut dire que vous auriez à consommer beaucoup d'huile de graines de lin pour obtenir une quantité d'ADH et d'AEP équivalente à ce qu'on trouve dans les huiles de poisson. L'ADH et l'AEP ont de puissantes propriétés anti-inflammatoires. Mangez au moins trois à cinq portions de saumon, de hareng, de maquereau ou de thon par semaine. Si vous ne pouvez pas manger de poisson ou si vous n'en aimez pas le goût, utilisez les capsules d'huile de poisson de qualité pharmaceutique provenant de saumon sauvage ou de petits poissons, incluant la sardine, le maquereau ou le hareng. Michael Murray, N.D. est un des experts qui ont créé le nom « huile de poisson de qualité pharmaceutique ». Pour que l'huile de poisson soit de qualité pharmaceutique, elle doit posséder les caractéristiques suivantes :

- Elle doit être fabriquée dans une usine certifiée cGMP (Current Good Manufacturing Practices, norme équivalent à la norme BPF (Bonnes Pratiques de Fabrication) en Europe) — ces usines doivent obéir à des règles procédurales strictes approuvée pour la fabrication de produits pharmaceutiques.
- Elle doit être fabriquée conformément aux standards pharmaceutiques qui incluent des étapes de contrôle de la qualité pour s'assurer que le produit ne contient pas de peroxydes lipidiques, de métaux lourds, de contaminants environnementaux ni aucun autre composé nocif.
- Elle doit fournir une concentration d'au moins 60 % des AG oméga-3 à chaîne longue les plus actifs (AEP et DHA).
- Le ratio AG oméga-3/acide arachidonique doit être supérieur à 50:1.
- Elle doit contenir la quantité optimale de vitamine E naturelle comme agent de conservation.

Des études ont démontré que les oméga-3 diminuent l'inflammation et la dégradation des cartilages et aident à prévenir les dommages aux cartilages dans les articulations. Cela peut ralentir la progression des maladies dégénératives des articulations comme l'ostéoarthrite.

L'AEP et l'ADH réduisent la formation de mauvaises prostaglandines et règlent la production des facteurs immuns, ce qui permet de régler la durée, la vitesse et l'intensité de la réaction et de l'action du système immunitaire. L'AEP produit les prostaglandines anti-inflammatoires (les bonnes prostaglandines). Les huiles de poisson améliorent la mobilité articulaire et réduisent la gravité de la douleur et de l'inflammation, sans aucun effet secondaire à court ou long terme.

Des anomalies dans la composition des acides gras du liquide synovial des articulations ont été documentées chez des patients souffrant d'arthrite rhumatoïde. Dans une étude effectuée en 1999 et portant sur 39 patients arthritiques, on a obtenu des échantillons de liquide synovial de neuf des sujets. Des taux inférieurs d'AEP et d'AG oméga-3 totaux ont été observés dans le sang et le liquide articulaire des patients souffrant d'arthrite rhumatoïde. Les chercheurs en ont conclu que le profil d'acides gras essentiels découvert chez les personnes souffrant d'arthrite rhumatoïde (taux inférieurs d'oméga-3) pouvait expliquer l'effet bienfaisant de l'huile de poisson.

Une revue de la recherche effectuée en 1998 a confirmé les effets bienfaisants de l'huile de poisson dans le traitement de l'arthrite. L'huile de poisson réduit les symptômes de l'arthrite tels que la douleur, le nombre d'articulations affectées et la raideur du matin, proportionnellement à la quantité ingérée. Les bienfaits cliniques ont été observés après 12 semaines, à une dose de 3 g d'AEP et d'ADH par jour.

Il semble également que l'huile de poisson aide les arthritiques à réduire la quantité d'AINS dont ils ont besoin, et certains patients pourraient même parvenir à s'en passer complètement. La première étude portant sur l'huile de poisson et des arthritiques a examiné les besoins en AINS chez 37 des 64 patients à qui on a donné de l'huile de poisson à raison de 1,7 g par jour d'AEP, et 1,1 g par jour d'ADH (étude randomisée, à double insu). Après six semaines de thérapie, les patients ont reçu pour instruction de réduire lentement leur dose d'AINS. Douze mois après le début de l'étude, tous les patients traités à l'huile de poisson ont commencé à recevoir à la place de fausses pilules, puis ont été réévalués trois mois plus tard. Après ces trois mois, on atteignait 41 % de la réduction de l'usage d'AINS. Globalement, les patients qui prenaient de l'huile de poisson affichaient une réduction remarquable de leurs symptômes.

Combiner AEP et AGL

Certaines recherches ont étudié les effets de l'utilisation conjointe d'AEP et d'AGL sur la réduction des substances pro-inflammatoires. Une étude de la Wake Forest University School of Medicine a montré que les patients qui prenaient un supplément avec une combinaison d'AEP et d'AGL affichaient une réduction de leur production de substances pro-inflammatoires. Une revue de la recherche publiée dans *Lipids* et menée à l'université de Southampton (Angleterre) a souligné le fait que la prise de suppléments d'AEP et d'AGL diminuait la production des facteurs immuns pro-inflammatoires qui causent l'enflure, la douleur, la rougeur et la chaleur dans les articulations.

SULFATE DE GLUCOSAMINE

Il a été prouvé dans plus d'une douzaine d'essais portant sur des sujets humains que le sulfate de glucosamine, vanté comme étant LA cure pour l'arthrite, est aussi bon ou meilleur que les anti-inflammatoires non stéroïdiens (AINS) pour faire échec à la douleur et à l'inflammation. La glucosamine normalise le métabolisme du cartilage en interrompant sa décomposition et agit comme un amortisseur en lubrifiant et en réparant les tissus articulaires. C'est une composante importante des os, du cartilage, de la peau, des cheveux et des ongles. Plusieurs études ont montré que des doses de sulfate de glucosamine réduisaient la douleur et l'inflammation causées par la destruction articulaire due à l'arthrite. Des chercheurs dans le monde entier ont comparé l'efficacité de la glucosamine à celle de l'ibuprofène, un analgésique courant (Advil®, Motrin®, Nuprin®, etc.). Des études à double insu contrôlées par placebo ont permis de vérifier que la glucosamine était considérablement meilleure que l'ibuprofène pour faire échec tant à la douleur qu'à l'inflammation. Il y avait réduction de la douleur et de l'inflammation même après que les sujets aient cessé de consommer de la glucosamine. De plus, la glucosamine avait la faculté étonnante d'aider le processus de reconstruction de la matrice cartilagineuse qui forme nos tissus articulaires.

Celadrin combiné à la glucosamine

Utilisez Celadrin pour interrompre le processus inflammatoire qui est à l'origine de la destruction articulaire et ajoutez le sulfate de glucosamine pour réparer les dommages qui sont déjà présents. Celadrin est efficace pour mettre fin aux processus de destruction articulaire (qu'ils soient dus à l'AR ou à l'ostéoarthrite), tandis que la glucosamine peut réparer les dommages déjà survenus dans les articulations affectées. Celadrin fonctionne en fournissant une lubrification continuelle et en permettant aux membranes cellulaires de repousser les messagers inflammatoires du système immunitaire. De plus, il met fin aux assauts sur la membrane cellulaire et interrompt la cascade d'inflammatoire, deux causes de raideur. Celadrin aide la glucosamine à agir plus rapidement et plus efficacement dans son travail de reconstruction du cartilage articulaire. La double action du Celadrin et de la glucosamine produira rapidement un coussin articulaire, ce qui réduira l'inflammation, rebâtira le cartilage et restaurera rapidement toute la région articulaire. La réparation du cartilage commence habituellement en deux mois. Certains sujets souffrant d'arthrite rhumatoïde qui ont adopté ce traitement combiné ont connu des résultats spectaculaires.

EXTRAIT DE MOULE VERTE

La moule verte (*Perna canaliculus*) est un mollusque de Nouvelle-Zélande. Il a été démontré qu'un extrait de ce mollusque inhibe l'inflammation dans les cas d'arthrite rhumatoïde et d'ostéoarthrite. Ce ne sont pas toutes les recherches utilisant la moule verte pour traiter l'OA et l'AR qui ont fait la preuve de ses bienfaits thérapeutiques, mais certaines ont été positives.

Dans un essai, tant la poudre lyophilisée que l'extrait liquide de moule verte ont été efficaces pour réduire les symptômes chez 70 % des sujets souffrant d'OA et chez 76 % des sujets atteints d'AR. Une étude similaire portant sur des personnes souffrant soit d'OA, soit d'AR, a montré que l'extrait de moule verte réduisait la douleur chez 50 % et 67 % des sujets respectivement, après trois mois de consommation du supplément. En 1986, des extraits stabilisés de moule verte séchée ont fait leur apparition sur le marché.

Des études antérieures n'avaient trouvé aucun effet bénéfique de l'extrait de moule verte sur l'arthrite, mais toutes utilisaient des préparations qui n'avaient pas été stabilisées, un fait qui peut aider à expliquer certaines différences notables dans les résultats de recherche. Dans une étude récente portant sur des animaux, on a comparé les deux formes et trouvé qu'un extrait lipidique stabilisé était significativement plus efficace que l'extrait non stabilisé pour inhiber l'inflammation. Comme les deux formes sont actuellement sur le marché, vérifiez l'étiquette pour savoir laquelle vous utilisez.

Une étude portant sur les animaux a montré que l'extrait de moule verte réduisait également de façon significative les ulcères d'estomac résultant de la prise d'AINS. Dans une étude à double insu portant sur les asthmatiques, la prise d'un supplément contenant un extrait breveté de moule verte de Nouvelle-Zélande (Lyprinol) deux fois par jour pendant huit semaines a diminué de façon significative la respiration sifflante durant le jour et amélioré le flux d'air à travers les bronches. *Les personnes allergiques aux fruits de mer doivent éviter ce produit. On a observé de la nausée chez certains sujets ayant pris de fortes doses.*

MSM (MÉTHYLSULFONYLMÉTHANE)

Selon les auteurs de *The Miracle of MSM : The Natural Solution for Pain*, le MSM soulage la douleur et réduit l'inflammation, le taux d'IL-1, la formation de tissu cicatriciel, les spasmes musculaires et plus encore. Le MSM est une importante source de soufre chez les humains. Le soufre est particulièrement important pour un bon fonctionnement des articulations. Il stabilise la matrice de tissu conjonctif des cartilages, des tendons et des ligaments. Dès les années 1930, des chercheurs avaient découvert que les arthritiques manquaient de ce nutriment essentiel. En ajoutant simplement du soufre au régime alimentaire, les symptômes de l'arthrite s'atténuaient. Le soufre favorise également un bon fonctionnement du foie et améliore l'action de l'insuline.

Michael Murray, N.D. souligne que, « le MSM procure des avantages significatifs comparativement à d'autres formes de soufre, en ce qu'il est complètement sûr. Lorsque les gens disent qu'ils sont allergiques au soufre, il disent en réalité qu'ils sont allergiques aux médicaments dits sulfamides ou aux aliments contenant des sulfites comme additifs. Il est impossible d'être allergique au soufre, car le soufre est un minéral essentiel. »

Dans une recherche mentionnée dans le *Journal of Anti-aging Medicine*, huit patients ont reçu 2 250 mg de MSM par jour et six autres ont reçu un placebo. Après six semaines de traitement, ceux qui prenaient le MSM affirmaient que leur douleur avait diminué de 80 %.

PEPTACE^{MD}

Même s'il ne s'agit pas d'un anti-inflammatoire, PeptACE^{MD} est la substance naturelle la plus efficace pour abaisser la tension artérielle et il est recommandé dans la section *Maladies du cœur*. PeptACE^{MD} est un mélange de neuf petits peptides (protéines) dérivés de la bonite (un poisson de la famille du thon). Il contribue à abaisser la tension artérielle en inhibant l'enzyme de conversion de l'angiotensine (ECA – la marque de commerce est dérivée du nom en anglais : Angiotensin Converting Enzyme – ACE), ce qui inhibe la formation d'angiotensine II, substance qui augmente à la fois le volume fluidique et le degré de constriction des vaisseaux sanguins. Pour utiliser l'image du boyau de jardin, disons que l'action de l'angiotensine équivaut à pincer le boyau tout en ouvrant le robinet au maximum. En inhibant la formation de ce composé, les peptides anti-ECA relâchent les parois artérielles et réduisent le volume fluidique. Les peptides de poisson que l'on trouve dans PeptACE^{MD} exercent la plus forte inhibition de l'ECA qu'on ait rapportée parmi toutes les substances naturelles dont nous disposons.

Trois études cliniques majeures ont été menées avec les peptides de poisson de PeptACE^{MD} Le matériel semble être efficace chez environ les deux tiers des personnes présentant de l'hypertension artérielle — environ le même pourcentage que ce qu'obtiennent bien des médicaments prescrits. Le degré de réduction de la tension artérielle obtenu dans ces études était assez significatif. Typiquement, la pression systolique a été abaissée de 10 mm de Hg et la pression diastolique de 7 mm de Hg chez les personnes présentant une hypertension limite ou faible. La dose typique est de trois capsules de 500 mg par jour. Aucun effet secondaire n'a été rapporté dans les études cliniques et une étude d'innocuité n'a montré aucun effet secondaire à des doses aussi élevées que 30 g par jour.

Les peptides de poisson de PeptACE^{MD} n'affectent pas la pression artérielle des personnes qui ne souffrent pas d'hypertension. Ils n'ont aucune interaction négative avec le potassium, ni aucune interaction médicamenteuse négative connue, de sorte qu'ils peuvent être utilisés de concert avec les anti-hypertenseurs conventionnels.

CURCUMA

Estimé par les praticiens ayurvédiques depuis des siècles, le curcuma contient des curcuminoïdes anti-inflammatoires. Ceux-ci réduisent la douleur en bloquant les enzymes qui causent l'inflammation. Le curcuma inhibe la décomposition de l'acide arachidonique. Plusieurs études à double insu ont montré une atténuation des symptômes chez les sujets souffrant d'arthrite rhumatoïde. Le curcuma est également un anti-oxydant. Les chercheurs de l'Université de Californie ont observé que le curcuma, tant à haute qu'à faible dose, réduit les facteurs immuns inflammatoires IL-1 et IL-6 sécrétés par les microglies. Cette découverte signifie que le curcuma s'avère très prometteur dans la prévention de la maladie d'Alzheimer et du déclin de la mémoire.

VITAMINES

Une étude publiée dans le numéro du 26 juin 2002 du *Journal of the American Medical Association* suggère que les vitamines E et C, la bêta-carotène et une multivitamine générale avec minéraux pourrait aider à protéger les gens contre le déclin de la mémoire et les pertes cognitives. Les vitamines E et C sont de puissants nutriments anti-inflammatoires qui inhibent l'IL-1 et l'IL-6; par conséquent, il est très plausible qu'elles protègent notre cerveau contre l'inflammation et d'autres menaces.

La vitamine A aide à accroître les bons facteurs immuns qui interrompent l'action du facteur immun inflammatoire IL-1, source de douleur. La vitamine D, la seule vitamine qui agit comme une hormone, réduit les taux d'IL-1 et d'IL-12. La vitamine E abaisse les taux de prostaglandines inflammatoires associées à la douleur et à l'inflammation. Elle réduit également les effets négatifs du stress. (Les facteurs de stress entraînent la sécrétion de l'hormone du stress, le cortisol. Le cortisol provoque ensuite la sécrétion du facteur immun inflammatoire IL-6.) La vitamine E accroît également les taux des bons facteurs immuns qui assurent la régulation de l'IL-1 et de l'IL-6.

EAU

Oui, l'eau forme un coussin dans vos articulations. Si vous ne buvez pas six à dix verres d'eau par jour, chaque jour, vos coussins articulaires seront déshydratés. L'eau aide également à éliminer tous les débris que produisent les réactions inflammatoires, en particulier chez les personnes souffrant d'asthme et d'allergies.

ÉCORCE DE SAULE BLANC

L'écorce de saule blanc est l'aspirine de la nature. C'est un ancien remède qu'on utilisait pour traiter les fièvres et les maux arthritiques. Son ingrédient actif est la salicine. De nombreuses études portant sur des sujets humains ont examiné la capacité de l'écorce de saule blanc d'agir rapidement pour soulager la douleur et réduire l'inflammation.

Un dernier mot : de l'exercice en douceur pour maîtriser votre poids

Nos genoux et nos hanches encaissent une pression pouvant aller jusqu'à dix fois notre poids corporel. Vous pouvez aider à réduire la pression sur les articulations qui soutiennent votre poids simplement en gérant votre poids corporel et en perdant aussi peu que 4,5 kg (10 lb). Mangez beaucoup de légumes (en évitant les aliments associés à l'augmentation de l'inflammation); éliminez tous les sucres (n'utilisez pas l'aspartame ou la sucralose; choisissez plutôt le stevia ou le xylitol, deux édulcorants naturels qui ne provoquent pas d'inflammation).

Vous devriez commencer par un exercice doux – rien de trop forçant. Voici quelques indications pour garder vos muscles et vos articulations en santé :

- Marchez chaque jour, même si c'est seulement un aller-retour de votre porte à la rue. Marchez sur 3 m si c'est tout ce que vous pouvez faire.
- Inscrivez-vous à une classe d'aquaforme pour débutants. On dit qu'il s'agit d'une forme d'exercice « sans impact », car l'eau vous sert de coussin. Après votre classe d'aquaforme, asseyez-vous dans un sauna et vous bénéficierez d'une détoxication par la peau tandis que vos articulations apprécieront la chaleur.
- Si vous le pouvez, faites certains exercices avec des poids. Utilisez des poids légers : (225 à 450 g) (1 à 1,5 lb) suffisent. Les poids que vous attachez autour de vos chevilles ou de vos bras avec une bande de velcro constituent une excellente façon de commencer à vous entraîner aux poids. Pour débuter de façon efficace, asseyez-vous sur une chaise et exercez vos genoux en soulevant et en abaissant vos jambes, puis amorcez lentement un mouvement de vos bras de bas en haut à partir de l'épaule. Faites ce qui fonctionne pour vous pour intégrer un peu de mouvement dans votre routine quotidienne.

Commencez avec quelques répétitions et augmentez graduellement jusqu'à atteindre trois séries de 10 répétitions.

- Reposez-vous et ne vous permettez pas de de vous exténuer.
- Trouvez une activité que vous aimez faire, comme le jardinage, la marche ou la danse.

Maladies inflammatoires courantes

Cette partie du livre offre un survol de certaines des maladies inflammatoires les plus courantes. Pour chacune il y a six parties, dont : un survol de la maladie, les symptômes, les causes et des « Prescriptions Santé » qui décrivent les traitements naturels, en plus de « Trucs Santé » touchant votre santé et votre mode de vie afin de faciliter votre retour à la santé. Les suppléments recommandés sont présentés en ordre d'importance. Il n'est pas nécessaire de prendre tous les nutriments suggérés, mais certaines combinaisons de nutriments peuvent être très efficaces – Celadrin et la glucosamine pour l'arthrite, par exemple. Plusieurs des nutriments recommandés sont des vitamines et minéraux que vous trouverez dans votre supplément de multivitamines et minéraux, de sorte que vous n'aurez à prendre que quelques comprimés ou capsules à la fois. Plus vous adopterez de trucs et de recommandations, plus rapide sera votre progrès sur la voie de la santé optimale.

Allergies

Pour la plupart des gens, les allergies constituent un problème saisonnier ou situationnel qui provoque chez eux des symptômes insoutenables. Les pollens du printemps ou le chat d'un ami peuvent être à l'origine de leurs yeux irrités, leur nez qui coule, leurs éternuements, leur respiration sifflante et bien d'autres symptômes encore. Mais pour certaines personnes, les symptômes d'allergie semblent ne jamais faiblir et constituent un problème constant. L'exposition à des conditions environnementales courantes et certains aliments déclenchent des allergies et favorisent les crises d'asthme. Mais comment se fait-il que seules certaines personnes soient affectées par ces allergies et pas les autres ?

Il existe deux types de réponse allergique : la première est une réponse allergique classique où l'allergène (ex. : les arachides, le pollen, les fruits de mer et les poils ou les squames d'animaux familiers) déclenche une augmentation du taux d'immunoglobuline E (IgE). La réaction est immédiate et facile à déterminer par un test sanguin qui montrera un taux élevé d'anticorps IgE. Lorsque les anticorps IgE rencontrent un agresseur, ils déclenchent la sécrétion de messagers inflammatoires (incluant l'histamine) à partir des mastocytes pour tuer ou immobiliser l'intrus. On appelle « allergies atopiques » celles qui sont caractérisées par les anticorps IgE. Les allergènes peuvent provoquer différents symptômes, selon l'endroit du corps où ils s'installent. Une irritation de la partie supérieure des voies respiratoires va donner des éternuements et un nez qui coule, tandis que le même allergène dans la partie inférieure des voies respiratoires va donner une respiration sifflante ou de la toux.

Le deuxième type de réponse allergique est une réponse à médiation cellulaire ou à réaction retardée. Ce type de réponse est plus difficile à diagnostiquer parce que les symptômes peuvent ne pas se produire immédiatement. Les réactions allergiques retardées sont associées à une augmentation du nombre d'anticorps IgG. Les symptômes ont tendance à se situer dans le tractus gastro-intestinal et à prendre la forme de problèmes gastriques, de diarrhée, d'intestins irritables, d'hyperactivité (chez les enfants) et de symptômes du genre idées embrouillées ou confusion mentale.

De nombreuses maladies, incluant les maladies auto-immunes, l'arthrite et d'autres maladies inflammatoires ainsi que le trouble déficitaire de l'attention avec hyperactivité, sont associées à (ou peuvent être causées par) des années d'allergies non traitées ou cachées.

SYMPTÔMES

Les allergies peuvent donner lieu à une foule si vaste de symptômes si variés qu'il peut être difficile d'y détecter une allergie plutôt qu'un autre problème. Les réactions les plus courantes sont l'éternuement, les yeux larmoyants, la goutte au nez, les démangeaisons, les dermatites, les maux d'oreille, la congestion des voies nasales, les maux de tête, l'urticaire, le ballonnement, la vision embrouillée, les crampes, les mictions fréquentes, la détresse gastrique, la diarrhée, les flatulences, l'œdème, la fatigue, la dépression, la confusion mentale ou les idées embrouillées, le manque de concentration, une mauvaise mémoire, l'anxiété, le sentiment de faiblesse, l'hyperactivité, l'insomnie, l'irritabilité et les douleurs arthritiques ou musculaires. Parmi les autres symptômes, on compte : des cernes sombres sous les yeux, les oreilles rouges ou chaudes, se frotter le nez constamment (certaines personnes allergiques ont un pli juste au-dessus du renflement du nez, à force de se frotter constamment, ou encore une des narines sera étirée dans la direction du frottement), l'inflammation des amygdales et des infections de la gorge, des irritations de la peau, de l'eczéma, de la constipation, de la nausée, un estomac gonflé, des brûlements d'estomac, la sueur excessive, une salivation extrêmement abondante, l'énurésie chez les enfants ou les sautes d'humeur.

CAUSES

Le système immunitaire, dans sa tentative de débarrasser le corps de ce qu'il considère comme des intrus, est à l'origine des symptômes allergiques. Ce n'est pas une réponse normale et cela ne se produit que chez les personnes qui ont un système immunitaire hyperstimulé ou trop sensible. Chez une personne encline aux allergies, lorsque le système immunitaire rencontre un allergène comme le pollen, une certaine cellule appelée lymphocyte auxiliaire TH2 sécrète un facteur immun appelé interleukine-4 (IL-4). L'interleukine-4 amène les lymphocytes B à sécréter des anticorps IgE qui, eux, s'attachent aux mastocytes. Les mastocytes sécrètent une cascade de substances chimiques (incluant l'histamine) qui favorisent l'apparition des symptômes allergiques. Le taux d'interféron gamma est également réduit chez les personnes allergiques; l'interféron gamma a la responsabilité de stopper l'IL-4. Sans un taux adéquat d'interféron, la régulation de la réaction allergique n'est pas assurée. L'histamine est responsable de symptômes tels que les yeux larmoyants, les démangeaisons et plus encore. Chez les asthmatiques, la situation est encore pire, car non seulement le système immunitaire sécrète-t-il de l'interleukine-4, mais il libère aussi un facteur immun appelé interleukine-6 (IL-6). Comme l'interleukine-6 endommage les tissus pulmonaires, si elle échappe aux mécanismes de régulation, elle peut entraîner pour les asthmatiques une dépendance aux médicaments stéroïdiens et aux inhalateurs doseurs (pompes). La clef pour mettre fin aux allergies sans délai, c'est d'interrompre la sécrétion d'interleukine-4 et d'assurer la régulation de la sécrétion d'interleukine-6.

PRESCRIPTIONS SANTÉ

Nutriment	Posologie	Action
Multivitamines avec minéraux, comprenant : 60 mg de vitamine B6 sous la forme de phosphate-5 de pyridoxal; 1 000 µg de vitamine B12 (méthylcobalamine) et 1 000 mg de vitamine C	Tel qu'indiqué.	Fournit des nutriments de base; répare les muqueuses endommagées par les allergies; réduit la gravité et la fréquence des crises d'allergie.
Celadrin^MD	Comprimés ou capsules : 1 500 mg par jour. Capsules molles : 1 050 mg par jour.	Inhibe les facteurs immuns qui favorisent la réponse allergique.

Nutriment	Posologie	Action
Quercétine	500 à 1 000 mg, 2 à 3 fois par jour (utiliser la moitié de la posologie pour les enfants de 5 à 12 ans).	Interrompt la sécrétion d'histamine; antiallergène; antioxydant; particulièrement efficace chez les personnes sensibles aux allergènes aériens.
Huile de poisson (qualité pharmaceutique)	3 000 mg par jour.	3 000 mg par jour.
Magnésium	500 mg, trois fois par jour.	Agit comme bronchodilatateur et antihistaminique; réduit le stress.
Aller-7[MD]	660 mg, deux fois par jour, aux repas, pendant 12 semaines; 330 mg par jour par la suite.	Favorise la santé du système immunitaire et des voies respiratoires; stabilise les mastocytes pour la régulation de l'inflammation; neutralise les radicaux libres.
Enzymes (Zymactive[MD])	1 ou 2 capsules à chaque repas.	Aide la digestion; aide à réduire les allergies alimentaires; aide à réparer l'intestin poreux (« leaky gut »).
Bifidobacterium longum BB536	1 ou 2 capsules par jour.	Améliore la flore intestinale; aide les personnes souffrant d'allergies alimentaires et d'asthme.
Pantéthine	300 mg, deux fois par jour.	Réduit la sensibilité aux aldéhydes.

TRUCS SANTÉ POUR FACILITER LA GUÉRISON

- Évitez les allergènes chaque fois que possible.
- Écrivez un journal alimentaire et inscrivez-y tout ce que vous mangez pour voir s'il y a une corrélation avec vos symptômes allergiques. Demandez qu'on vous réfère à un spécialiste en

allergologie et faites-vous tester pour identifier vos déclencheurs. Certaines allergies ne peuvent être détectées qu'à l'aide du test ELISA (« Enzyme-Linked ImmunoSorbent Assay »).

■ Évitez les aliments contenant des sulfites. La bière et le vin contiennent généralement des sulfites.

■ Mangez au moins 8 à 10 verres d'eau pure, propre et filtrée chaque jour, car l'eau contrôle la production d'histamine. Pour chaque jus ou boisson caféinée que vous buvez, ajoutez un autre verre d'eau.

■ Faites une rotation des aliments que vous mangez; ne mangez jamais les mêmes aliments tous les jours. Adoptez une alimentation qui mette l'accent sur les aliments naturels complets comme les légumineuses, les fruits et légumes frais, le poisson ainsi que les huiles et les matières grasses saines de même que les graines et les noix.

■ Évitez les aliments transformés ou la malbouffe car ils contiennent des produits chimiques qui stressent le corps et qui n'ont aucune valeur nutritive.

■ Utilisez du poivre de cayenne et consommez des oignons et de l'ail autant que possible, car ils ont une teneur élevée en quercétine.

■ Comme le stress peut aggraver les allergies, assurez-vous d'avoir amplement de temps pour vous reposer et relaxer.

AUTRES RECOMMANDATIONS

■ Si vous fumez, cessez dès maintenant. Si vous ne fumez pas mais que vous êtes exposé à la fumée secondaire, évitez cette situation ou demandez aux gens d'éteindre. La fumée secondaire contient 4 000 produits chimiques, incluant des carcinogènes connus. La fumée qui s'élève de l'extrémité allumée d'une cigarette ne passe pas par le filtre et constitue un poison plus nocif que ce qu'inhale le fumeur. Les enfants élevés dans un environnement où il y a de la fumée sont plus sujets aux allergies et à l'asthme.

- Si les crises sont provoquées par des allergènes aériens, assurez-vous qu'il y ait le moins possible d'allergènes dans votre environnement et votre milieu de vie. Lavez toute la literie et les couvertures chaque semaine; débarrassez-vous des tapis; passez l'aspirateur et époussetez souvent, avec un linge humide; ne permettez pas aux animaux de compagnie de monter sur les meubles. Les meubles devraient être recouvert de housses ou de jetés lavables. Vous voudrez peut-être aussi faire vérifier qu'il n'y a pas de contaminant environnemental comme le plomb ou l'amiante dans votre résidence.

- Lorsque vous utilisez des remèdes à base de plantes, gardez à l'esprit que ces plantes peuvent appartenir à la même famille que celle de vos allergènes. Par exemple, si vous êtes allergique aux légumineuses, vous pourriez avoir une réaction au trèfle rouge, aux extraits de soya ou à l'astragale.

- Le port de la moustache chez les hommes peut aggraver leur cas, car les allergènes aériens s'accumulent à la surface de la moustache.

Voyez aussi la section *Asthme* en page 56.

Arthrite

Des millions de personnes souffrent d'une forme ou l'autre de l'arthrite et, contrairement à ce que l'on croit en général, ce n'est pas une maladie qui affecte uniquement les aînés. Certaines formes d'arthrite frappent les petits enfants, tandis que des milliers d'autres sont frappés dans la fleur de l'âge. L'arthrite est la plus répandue des maladies chroniques affectant les femmes, en particulier entre 20 et 40 ans. Le U.S. National Institute of Arthritis and Musculoskeletal and Skin Diseases (Institut national américain de l'arthrite et des maladies musculosquelettiques et de la peau) rapporte qu'un Américain sur sept souffre d'une forme d'arthrite.

Le mot arthrite (« arth » signifie articulation; « ite » signifie inflammation) recouvre plus de 100 maladies différentes, allant de la goutte à l'arthrite rhumatoïde (voyez l'encadré de la page suivante pour une liste partielle). Même si la plupart de ces maladies impliquent l'inflammation d'une articulation ou d'un muscle, d'autres, comme le lupus, impliquent la peau, les poumons et les reins. Les signes distinctifs de l'arthrite sont l'inflammation, l'enflure et, plus important encore, la douleur.

L'*ostéoarthrite* (OA), aussi appelée arthrose, est la forme la plus commune d'arthrite. Il s'agit d'une usure graduelle du cartilage qui amortit les chocs dans les articulations et qui empêche les os de frotter l'un contre l'autre. La recherche actuelle découvre également que l'ostéoarthrite apparaît lorsque la capacité de régénérer le cartilage normal diminue. Les activités répétitives et les blessures sportives de même que le vieillissement sont associés au développement de l'OA.

L'*arthrite rhumatoïde* (AR), la deuxième forme la plus commune d'arthrite, est une maladie auto-immune. Le système immunitaire produit des anticorps qui détruisent les membranes synoviales autour du liquide lubrifiant dans les articulations. L'AR peut commencer par des crises sporadiques et prendre des mois ou des années à progresser, mais pour environ 25 % de ses victimes, elle commence abruptement sous sa forme grave. Corriger les déséquilibres du système immunitaire est le principal objet du traitement.

TYPES D'ARTHRITE

- Spondylarthrite ankylosante
- Goutte (voir la section *Goutte*)
- Arthrite septique
- Arthrite chronique juvénile
- Ostéoarthrite (la plus fréquente)
- Pseudopolyarthrite rhizomélique ou *Polymyalgia Rheumatica*
- Pseudogoutte (voir la section *Goutte*)
- Rhumatisme psoriasique (voir la section *Psoriasis*)
- Syndrome de Raynaud (voir la section *Maladie de Raynaud*)
- Syndrome de Fiessinger-Leroy-Reiter
- Arthrite rhumatoïde
- Syndrome de Gougerot-Sjögren (ou syndrome de l'œil sec; voir la section *Syndrome de Sjögren*)
- Lupus érythémateux disséminé (voir la section *Lupus érythémateux disséminé*)

SYMPTÔMES

Ostéoarthrite : Habituellement, l'OA apparaît après l'âge de 40 ans et elle se caractérise par des douleurs articulaires et de la raideur dont l'intensité augmente sur une longue période de temps. Les scientifiques croient maintenant que cette forme d'arthrite pourrait de fait commencer dès l'âge de 20 ou 30 ans mais passer inaperçue jusque dans la quarantaine ou plus tard, quand on commence à remarquer les symptômes. Les articulations peuvent enfler et perdre de leur mobilité. Après qu'une bonne partie du cartilage ait disparu à force d'usure, des ostéophytes vont apparaître dans l'espace articulaire.

Arthrite rhumatoïde : La douleur et la raideur articulaire de l'AR est plus remarquable le matin et, comme dans l'OA, les articulations enflent. Contrairement à l'OA, cependant, l'AR peut frapper soudainement et à n'importe quel âge, même durant l'enfance (arthrite chronique juvénile). Parmi les symptômes, notons : la fatigue, la fièvre, la dépression, l'anémie, la perte de poids et les sueurs nocturnes. Lorsque les articulations sont enflammées, elles prennent une couleur pourprée et, à mesure que la maladie progresse, les mains et les pieds se déforment. L'AR attaque de façon symétrique, affligeant les deux mains, les deux chevilles ou les deux genoux. Pour confirmer un diagnostic d'AR, il faut que quatre des sept critères suivants soient présents : raideur du matin qui dure plus d'une heure; l'arthrite est symétrique; trois régions articulaires sont enflammées en même temps (ce qui élimine les simples excroissances osseuses); l'arthrite est présente dans n'importe laquelle des articulations de la main; on trouve des nodules sous la peau sur les proéminences osseuses; le taux sérique du facteur rhumatoïde est anormal; on détecte érosion ou décalcification aux rayons-X.

CAUSES

Ostéoarthrite : Aussi connue sous les noms d'arthrose, d'ostéoarthrite dégénérative et d'arthrite par usure. Ce dernier nom illustre bien qu'elle peut être causée par l'utilisation répétitive ou l'abus de certaines articulations par un travail ardu, le sport ou une blessure. L'obésité aggrave l'arthrite car elle place plus de pression sur les articulations. Une mauvaise nutrition et la déshydratation ainsi que certains aliments et les allergies environnementales peuvent contribuer à la maladie. On cite généralement le vieillissement comme facteur (70 % des aînés souffrent d'OA) et on suppose que c'est un aspect inévitable du vieillissement, ce qui est faux. Si vous prenez soin de vous occuper des autres facteurs, vous pourriez vivre longtemps sans souffrir d'arthrose.

Les médecins pensaient autrefois que l'arthrite n'était due qu'à un cartilage endommagé ou défectueux. Maintenant ils comprennent que le cartilage est important mais que les tendons, les muscles, les ligaments et les os jouent également un rôle dans le développement de l'OA. Nous savons également que certains cartilages sont plus résistants : nos chevilles, par exemple, sont rarement touchées par l'OA. L'arthrite atteint le poignet moins souvent que l'articulation à la base du pouce. Les femmes ayant une ossature forte et saine (sans ostéoporose) ont plus de chances de développer de l'arthrose. Les scientifiques soupçonnent que les processus biochimiques qui aident à améliorer la réparation osseuse endommagent le cartilage.

Ou serait-ce plutôt que les muscles affaiblis contribuent à l'ostéoarthrite ? Le Dr Kenneth Brandt, un rhumatologue de l'Université de l'Indiana à Indianapolis, dans une recherche portant sur un groupe de 400 patients âgés, s'est aperçu que, dans la plupart des cas, la faiblesse du quadriceps (le gros muscles du devant de la cuisse, qui aide à soulever et abaisser la jambe), précédait le développement de l'OA. Il a aussi constaté que plus le muscle était fort, moins la charge de poids corporel portait sur l'articulation; ce facteur réduisait les dommages au cartilage. La marche et d'autres exercices avec des poids pourraient constituer une prévention encore plus importante qu'on ne le croyait auparavant.

À partir du moment où l'arthrose se manifeste, le système immunitaire sert de moteur aux dommages articulaires en envoyant des messagers immuns qui détruisent le cartilage et l'os.

Arthrite rhumatoïde (AR) : Le stress et sa capacité d'affecter les hormones qui favorisent l'inflammation, les allergies, l'hérédité, l'obésité, les carences nutritionnelles, certains vaccins, un système immunitaire hyperactif et même des infections virales ou bactériennes ne sont que quelques-unes des causes possibles de l'AR. Il y a 10 ans, les rhumatologues auraient nié que ces facteurs puissent jouer un rôle dans l'apparition de l'arthrite, mais la recherche récente a montré le contraire.

PRESCRIPTIONS SANTÉ

Il y a beaucoup de nutriments pour lesquels il existe des preuves cliniques qu'ils contribuent au traitement de l'arthrite. J'ai fait la liste des différentes options par ordre d'importance; essayez d'abord Celadrin et ajoutez la glucosamine, si vous le désirez.

Nutriment	Posologie	Action
Supplément de multivitamines et minéraux contenant au moins : 5 000 UI de vitamine A; 400 UI de vitamine D; 1 000 mg de vitamine C; 200 UI de vitamine E; 1 000 µg de vitamine B12 (méthylcobalamine)	Utilisez tel qu'indiqué.	Fournit une solide base de nutriments pour soutenir le développement des muscles, du cartilage et des os; aide à soutenir une fonction immunitaire saine; contribue à la régulation des facteurs inflammatoires. Aide également la synthèse du collagène, la substance collante du cartilage, et réduit la douleur.
Celadrin^MD	Comprimés ou capsules : 1 500 mg par jour. Capsules molles : 1 050 mg par jour. Crème : appliquez deux fois par jour.	Réduit l'enflure et la douleur; améliore la mobilité articulaire, inhibe l'inflammation et la destruction articulaires.
Sulfate de glucosamine	500 mg, trois fois par jour.	Répare le cartilage; combiner avec Celadrin.
Huile de poisson (qualité pharmaceutique)	3 000 mg par jour.	Réduit les taux des hormones (éicosanoïdes) responsables d'accroître inflammation; prévient les dommages aux cartilages; réduit la douleur associée.

Nutriment	Posologie	Action
AGL tiré de l'huile d'onagre ou de l'huile de bourrache	Adultes : 2 000 mg d'huile de bourrache ou 4 000 mg d'huile d'onagre, par jour. Enfants : 500 à 1 000 mg d'huile de bourrache ou 1 000 à 2 000 mg d'huile d'onagre, par jour.	Soulage la douleur, l'inflammation et la raideur articulaire du matin. Des études ont montré une diminution du besoin d'AINS.
Curcuma (curcumine)	200 mg, trois fois par jour.	Anti-inflammatoire.
Enzymes (Zymactive[MD]) protéolytiques)	3 capsules par jour, à jeun, entre les repas.	Réduit l'inflammation dans les articulations; contribue à la régulation des fonctions immunitaires qui détruisent encore plus les tissus articulaires.
SAMe (S-adénosyl-méthionine, un composé soufré)	200 mg, deux fois par jour.	Réduit la douleur et l'inflammation; favorise la production de protéoglycanes.
DHEA	Demandez à votre médecin de faire faire un test pour vérifiez si vous avez une carence en DHEA. Si oui, prenez 5 à 10 mg par jour. *(Non recommandé pour les personnes à risque de développer un cancer à récepteurs d'œstrogène.)*	Réduit le taux d'IL-6; normalise le taux de cortisol; interrompt les processus inflammatoires.
Boswellie	Dose normalisée de 200 à 400 mg, trois fois par jour.	Anti-inflammatoire; aussi efficace que les AINS.
MSM	1 ou 2 g par jour.	Anti-inflammatoire.
Griffe du diable	1 ou 2 g par jour.	Anti-inflammatoire.
Bromélaïne (content du soufre et des enzymes protéolytiques)	2 000 à 6 000 MCU (1 300 à 4 000 GDU) par jour, à jeun.	Anti-inflammatoire; améliore la mobilité articulaire; réduit l'enflure.
Écorce de saule blanc (normalisé)	Tel qu'indiqué.	Réduit la douleur et l'inflammation.

TRUCS SANTÉ POUR FACILITER LA GUÉRISON

■ Buvez chaque jour 8 à 10 verres d'eau pure, propre et filtrée pour prévenir la déshydratation de vos coussins articulaires. Pour chaque jus ou boisson caféinée que vous consommez, vous devez boire un verre d'eau de plus.

■ Évitez les aliments suivants pour éviter les crises : agrumes, lait, abats, viande rouge, produits du sucre, sel, paprika et poivre de cayenne, tabac et toutes les solanacées (pommes de terre, aubergines, tomates, poivrons, etc.).

■ Axez votre alimentation sur des aliments naturels complets : fruits frais, légumes, légumineuses, céréales entières, huiles et matières grasses saines, fruits de mer et poissons frais. Ils sont la clef pour stopper l'inflammation à la source. Mangez des aliments riches en soufre, incluant l'ail, les oignons et les asperges.

■ Vous devriez faire de l'exercice « sans impact », comme des exercices aérobiques dans l'eau, la natation, la bicyclette stationnaire et le yoga. Faites attention de ne pas surcharger vos articulations et de ne pas causer plus de douleur ou d'inflammation.

■ Si vous avez un surplus de poids, perdez le poids excédentaire. Juste 4,5 kg (10 lb) de plus peuvent mettre 18 kg (40 lb) de pression additionnelle sur vos articulations arthritiques, genoux ou chevilles.

AUTRES RECOMMANDATIONS

■ Utilisez des compresses chaudes ou froides sur la région affectée afin de soulager la douleur et l'inflammation.

■ Prenez des bains chauds ou des saunas pour maintenir les articulations au chaud.

■ Utilisez des onguents topiques, incluant Celadrin[MD], la capsaïcine, le menthol, le diméthylsulfoxyde (DMSO) ou des amines quaternaires. Recherchez des crèmes de capsaïcine contenant 0,025 à 0,075 % de capsaïcine ou de menthol : les deux soulagent les articulations endolories (évitez le contact avec les yeux).

■ Écrivez un journal alimentaire et inscrivez-y tout ce que vous mangez pour voir s'il y a une corrélation avec vos symptômes arthritiques. Demandez qu'on vous réfère à un spécialiste en allergologie et faites-vous tester pour identifier vos déclencheurs. Certaines allergies ne peuvent être détectées qu'à l'aide du test ELISA (« Enzyme-Linked ImmunoSorbent Assay »). Une fois que vous saurez à quoi vous êtes allergique, évitez ces allergènes.

■ Méfiez-vous de la prise à long terme d'anti-inflammatoires non stéroïdiens (AINS), de Celebrex, de Vioxx, d'aspirine ou d'acétaminophène; ils favorisent tous des problèmes digestifs. Voyez la section *Traitements conventionnels de l'inflammation*, page 14.

■ Si vous prenez du méthotrexate, vous devez prendre un supplément contenant des vitamines B et de l'acide folique, car ce médicament abaisse les taux de ces nutriments, ce qui peut entraîner nausées et diarrhée. L'anémie pernicieuse peut se développer si vous négligez cette carence.

Les animaux et l'arthrite

En tant que propriétaire de deux superbes chats du Bengale, dont un atteint d'OA à cause d'une dysplasie de la hanche, je sais comment je me sens quand l'un d'eux est malade ou a des douleurs. L'OA chez les animaux domestiques est courante. Plus de 20 % des chiens âgés de plus d'un an souffrent de cette maladie douloureuse et débilitante. Les causes de l'arthrite chez les animaux de compagnie sont très semblables à celles que l'on trouve chez les humains : mauvaise nutrition, usure répétitive des articulations et conditions héréditaires associées à une destruction articulaire. L'animal familier est également devenu la dernière victime de l'inactivité et de l'obésité. Les animaux ayant un surplus de poids souffrent plus souvent de crises d'arthrose.

Les vétérinaires utilisent l'aspirine, l'acétaminophène ou des AINS. L'effet secondaire le plus courant de l'administration d'AINS chez les chiens est une toxicité gastro-intestinale qui peut aller du vomissement et de la diarrhée à un ulcère silencieux. Les propriétaires d'animaux de compagnie se méfient de ces médicaments en raison de leurs effets secondaires, et ils ont bien raison. L'administration de ces médicaments fait l'objet de beaucoup plus de contre-indications pour les animaux que pour les humains. Ceci a entraîné un mouvement vers les approches alternatives pour le traitement de l'OA chez les animaux. Le traitement le plus courant est le sulfate de glucosamine, quoique l'information concernant son efficacité chez les chiens soit limitée. La recherche portant sur l'utilisation de Celadrin chez les humains, les rats et les chiens montre une grande amélioration des articulations après une période relativement courte.

En 2001, les résultats d'un essai clinique utilisant Celadrin pour traiter l'OA chez les chiens ont été présentés à la prestigieuse Experimental Biology Conference. Une clinique vétérinaire indépendante a été recrutée pour mener l'étude. Avant de participer à l'étude, les chiens passaient un examen physique, et l'on prélevait des échantillons de sang et d'urine pour analyse. Tant les petits que les grands chiens ont été inclus dans l'étude, sans égard à leur médication habituelle contre l'arthrite. Les chiens ont été évalués au début de l'étude, puis 30 jours plus tard. Tous les jours, chaque chien recevait des bouchées pour chien contenant du Celadrin. Une dose standard de deux bouchées par 9 kg (20 lb) de poids a été établie. Vingt-quatre chiens âgés entre 8 et 13 ans ont participé à l'étude. Soixante-quinze pour cent des propriétaires ont remarqué une amélioration de la démarche et de l'utilisation des escaliers. De plus, les chiens paraissaient plus énergiques, plus heureux, et semblaient avoir meilleur caractère. Il n'y a pas eu de changement dans les analyses de sang et d'urine.

Asthme

Selon l'American Lung Association (Association pulmonaire américaine), on estime à 16 millions le nombre d'Américains affectés par l'asthme, une maladie pulmonaire chronique caractérisée par l'inflammation des voies respiratoires. Parmi les maladies chroniques infantiles, l'asthme est la plus fréquente et affecte deux fois plus de garçons que de filles. La gravité de l'asthme peut aller de faible à mortelle et plus de 6 000 personnes meurent chaque année de cette maladie en Amérique du Nord.

SYMPTÔMES

L'asthme se caractérise par une détresse respiratoire accentuée dans les bronches; par conséquent, les voies respiratoires rapetissent et s'enflamment. Les crises commencent avec une production excessive de mucus, de la toux, de la difficulté à respirer et une respiration sifflante. Comme les voies respiratoires rapetissent, le mouvement d'entrée et de sortie de l'air dans les poumons devient extrêmement difficile. Des « crises » d'asthme récurrentes favorisent un épaississement et un durcissement anormaux des voies respiratoires. Le système immunitaire répond également en sécrétant de l'interleukine-6, un facteur immun dangereux qui finit par détruire les tissus délicats tapissant les voies respiratoires. Lorsque l'asthmatique n'est pas en train de faire une crise d'asthme, il paraît généralement en bonne santé.

CAUSES

Plus de 50 % des asthmatiques présentent des réactions allergiques aux aliments ou à des déclencheurs environnementaux. L'hérédité, des allergènes, des carences nutritionnelles et une augmentation de l'utilisation des antibiotiques chez les enfants sont autant de facteurs qui contribuent au développement de l'asthme. Les gaz d'échappement des automobiles, les produits pétrochimiques, la fumée de cigarette, les poils et les squames d'animaux, les moisissures, les acariens, le pollen des fleurs et des arbres et un niveau de plus en plus élevé de pollution atmosphérique figurent tous au sommet de la liste des déclencheurs environnementaux de l'asthme. Les allergies alimentaires les plus fréquentes pour les asthmatiques sont le blé, le lait, les œufs, les tomates et les sulfites du vin et de la bière.

De nombreuses études ont examiné la corrélation entre l'asthme et l'exposition aux allergènes aériens durant la petite enfance. Dans les régions en basse altitude, la prévalence de l'asthme chez les enfants est significativement plus élevée. Qui plus est, chez les enfants nés durant les mois où les concentrations de pollen dans l'air sont les plus élevées, la rhinite allergique et l'asthme sont plus fréquents comparativement à ce que l'on trouve chez les personnes nées durant les mois sans production de pollen. Si vous avez une histoire d'allergie ou d'asthme, choisir les mois à basse concentration de pollen pour la naissance de votre bébé pourrait être un facteur important pour le protéger contre les allergies futures.

Les allergies aux produits laitiers chez les enfants peuvent causer des infections aux oreilles qui ne répondent pas aux traitements antibiotiques répétés. Les antibiotiques créent un problème intestinal qui peut éventuellement entraîner un « syndrome de l'intestin poreux » dans lequel des particules d'aliments non digérés entrent dans le courant sanguin en passant par des lésions de la paroi intestinale, ce qui cause des réactions allergiques. Les antibiotiques sont également associés à la prolifération excessive de la levure *Candida albicans*, ce qui exacerbe encore plus les symptômes allergiques. Cela devient un cercle vicieux : allergie, problèmes reliés à l'intestin poreux, infections aux oreilles, antibiotiques et prolifération excessive de *Candida*.

Les bébés qui naissent de parents ayant des allergies alimentaires devraient être allaités le plus longtemps possible. S'il existe dans la famille une histoire d'allergie aux produits laitiers ou au blé, la mère allaitante devrait éviter de manger les aliments causant des allergies afin de s'assurer que l'enfant ne réagira pas aux antigènes contenus dans le lait maternel. Les infections chroniques des oreilles chez les jeunes enfants sont un bon indicateur d'une allergie aux produits laitiers. Éliminez tous les produits laitiers, faites vérifiez s'il y a d'autres allergies et voyez si le taux d'infections aux oreilles diminue.

La connexion antibiotiques-asthme

Trois traitements antibiotiques ou plus durant la première année de vie ont été associés à un risque quatre fois plus élevé de faire de l'asthme. Les chercheurs de l'Université d'Anvers, en Belgique, on découvert un rapport entre l'utilisation d'antibiotiques durant la première année de vie et une augmentation du risque de développer de l'asthme et des problèmes allergiques chez les enfants dont la famille a une histoire d'allergies. Les immunologues pensent que le développement adéquat de notre système immunitaire et la protection contre les allergies peuvent être en lien avec une exposition précoce à certaines infections naturelles comme le rhume et la grippe. (Voyez l'encadré de la page 62, pour plus d'information.)

Qu'est-ce qui « déclenche » l'asthme ?

La plupart des asthmatiques ont une allergie à un agent fautif. Cette allergie agit ensuite comme un « déclencheur » qui amorce le processus inflammatoire de l'asthme, lequel endommage les poumons. Il est facile de diagnostiquer une allergie qui se présente rapidement et clairement sous la forme d'un nez qui coule et d'yeux larmoyants après une exposition à un agent particulier, tel qu'un chat ou des arachides. Il est bien plus difficile de découvrir une allergie dont les symptômes sont vagues ou qui prend des heures à manifester ses effets (appelée allergie retardée). (Voyez la section *Allergies* pour plus d'information.)

L'asthme causé par l'exercice

Certaines crises d'asthme sont déclenchées par les exercices. Une toux excessive pendant l'exercice est un signal, un avertissement que vous pourriez faire de l'asthme. Vous ne devez pas cesser totalement de faire de l'exercice, mais vous devriez adopter des formes plus douces d'exercice. Ne faites de la marche que durant les journées où la concentration de pollen est moindre; respirez par le nez plutôt que par la bouche; prenez plus de vitamine C avant de commencer l'activité physique.

PRESCRIPTIONS SANTÉ

Si vous prenez actuellement des médicaments (incluant les inhalateurs), ne cessez pas votre traitement. Une fois que vous aurez pris les nutriments mentionnés ci-bas et que vous aurez adopté des mesures protectrices, vos symptômes vont apparaître moins souvent et avec moins d'intensité, exigeant moins de médicaments.

Nutriment	Posologie	Action
Celadrin^{MD}	Comprimés ou capsules : 1 500 mg par jour. Capsules molles : 1 050 mg par jour.	Anti-inflammatoire puissant; inhibe les facteurs immuns qui favorisent l'inflammation.
Aller-7^{MD}	660 mg, deux fois par jour aux repas, pendant 12 semaines; 330 mg par jour par la suite.	Aide à maintenir des voies respiratoires et un système immunitaire sains; stabilise les mastocytes pour assurer la régulation de l'inflammation; neutralise les radicaux libres.
Vitamine B6 (prise avec un complexe B)	50 mg par jour.	Répare les muqueuses endommagées par les allergies; réduit les réactions allergiques.

Nutriment	Posologie	Action
Vitamine B12	1 000 µg sous la langue, deux fois par jour, ou une injection de 1 000 µg avec acide folique, une fois par semaine pendant quatre semaines.	Réduit ou fait cesser la respiration sifflante.
Vitamine C	1 000 mg, deux fois par jour.	Réduit la gravité et la fréquence des crises allergiques; protège contre l'asthme provoqué par l'exercice.
Lycopène	10 à 30 mg par jour.	Protège contre l'asthme provoqué par l'exercice; antioxydant.
Quercétine	Adultes : 500 à 1 000 mg, deux à trois fois par jour. Enfants de cinq à 12 ans : la moitié de la dose pour adulte.	Travaille comme un antihistaminique, un antiallergène et un antioxydant, particulièrement chez les personnes sensibles aux allergènes de l'air.
Magnésium	500 mg, trois fois par jour.	Fait cesser les crises; agit comme un bronchodilatateur et un antihistaminique; également requis pour redonner au corps le magnésium perdu durant la crise.
Huile de poisson (qualité pharmaceutique)	3 000 mg par jour.	Réduit l'inflammation.
Bifidobacterium longum BB536	Tel qu'indiqué.	Améliore la flore intestinale; réduit les réactions allergiques.
Ginkgo biloba	Adultes : 120 à 140 mg d'extrait normalisé par jour. Enfants de cinq ans et plus : maximum de 60 mg.	Réduit la respiration sifflante, la toux, le souffle court et la fréquence des crises.

TRUCS SANTÉ POUR FACILITER LA GUÉRISON

■ Écrivez un journal alimentaire et inscrivez-y tout ce que vous mangez pour voir s'il y a une corrélation avec vos symptômes d'asthme. Demandez qu'on vous réfère à un spécialiste en allergologie et faites-vous tester pour identifier vos déclencheurs. Certaines allergies ne peuvent être détectées qu'à l'aide du test ELISA (« Enzyme-Linked ImmunoSorbent Assay »). Je recommande le Serammune Physicians Lab (Reston, Virginie), que vous pouvez joindre sans frais au 1 (800) 553-5472, pour faire faire le test ELISA/ACT afin de vérifier la possibilité que vous souffriez d'allergies retardées. Une fois que vous saurez à quoi vous êtes allergique, évitez ces allergènes.

■ Buvez chaque jour 8 à 10 verres d'eau pure, propre et filtrée pour assurer la régulation de la production d'histamine.

■ Cessez de fumer. Voyez la section *Allergies* pour plus d'information sur la fumée secondaire et l'asthme chez les enfants.

AUTRES RECOMMANDATIONS

■ Restez en forme et perdez votre poids excédentaire. Porter un surplus de poids, particulièrement dans le haut du corps, peut diminuer la capacité des poumons et rendre la respiration encore plus difficile.

■ Quatre-vingt-dix pour cent des asthmatiques respirent par la bouche (au lieu de respirer par le nez), et pour cette raison la pollution, les micro-organismes et l'air froid entrent plus facilement dans les poumons. Souvent, les asthmatiques sont aussi des personnes qui n'expirent pas complètement l'air de leurs poumons. Pratiquez-vous à prendre de grandes inspirations par le nez et à exhaler lentement et complètement par la bouche. Faites ceci cinq fois de suite et répétez cet exercice plusieurs fois durant la journée.

■ En Amérique du Nord, les fenêtres à double vitrage, le chauffage central et les maisons à bon rendement énergétique produisent une surabondance d'acariens et de moisissures qui exacerbent l'asthme allergique. L'air frais est essentiel et tenter d'avoir une maison sans allergènes peut aider à diminuer les crises d'asthme. Vous trouverez des trucs additionnels dans la section *Allergies*.

■ Lorsque vous utilisez un remède à base de plantes, gardez à l'esprit que les plantes qui le composent peuvent appartenir à la même famille végétale que vos allergènes.

■ L'utilisation de deux inhalateurs par mois crée un risque plus élevé d'une crise d'asthme fatale. La mauvaise utilisation des inhalateurs demeure une préoccupation importante. À mesure qu'augmente l'utilisation des inhalateurs, la dose doit également augmenter, car avec le temps le corps développe une tolérance. Se fier à l'excès aux inhalateurs augmente aussi le risque de problèmes cardiaques, incluant l'hypertension et les accidents vasculaires cérébraux.

Une exposition précoce à l'infection peut faire cesser l'asthme

Le professeur Paolo Matricardi, de Rome, a affirmé dans le *British Medical Journal* que les infections gastriques tôt dans l'enfance pourraient aider les gens à éviter les allergies respiratoires et l'asthme plus tard dans la vie. Les chercheurs croient que les infections bactériennes provenant des aliments, durant l'enfance, peuvent aider le système immunitaire à élaborer sa résistance aux allergies.

Bien des scientifiques croient que la pollution et les poisons environnementaux ne sont qu'en partie responsables de l'accroissement de la prévalence de l'asthme. Matricardi et son équipe de recherche ont montré que 1 659 cadets des forces aériennes qui avaient eu une grippe gastrique tôt dans la vie et une exposition aux bactéries alimentaires et à l'*helicobacter pylori*, une bactérie gastrique commune, étaient moins sujets à souffrir d'asthme et d'infections des voies respiratoires supérieures.

Notre peur des bactéries et notre obsession de la propreté dépassent les bornes. Selon Matricardi : « Nous devons améliorer l'hygiène pour réduire les effets des maladies infectieuses, mais du coup nous devons apprendre comment, en toute sécurité, entraîner notre système immunitaire, en particulier durant la petite enfance, afin de prévenir les allergies. » Nous devons prendre conscience du fait que les maladies de l'enfance sont le terrain d'entraînement de notre système immunitaire : pour qu'il puisse se développer correctement, quelques maladies durant la petite enfance pourraient être une bonne chose.

Le saviez-vous ? Entre 1980 et 1994, le nombre d'enfants de quatre ans et moins qui souffraient d'asthme a augmenté de 300 %. Chez les enfants de 5 à 14 ans, ce nombre a doublé.

Maladies intestinales

Plus de 1,1 million de Nord-Américains souffrent d'une maladie intestinale inflammatoire (MII). Le Canada a un des taux de MII parmi les plus élevés dans le monde.

L'expression maladies intestinales inflammatoires est un terme général utilisé pour décrire la maladie de Crohn (ou entérite régionale) et la rectocolite hémorragique, dans lesquelles l'inflammation des intestins cause de l'anémie, de la fièvre et une perte de poids. On la trouve autant chez les hommes que chez les femmes et elle a tendance à frapper entre 16 et 40 ans. Trois mille cas de maladie de Crohn sont diagnostiqués chaque année en Amérique du Nord. Chez les personnes souffrant d'une MII, le système immunitaire est incapable de réduire la réponse inflammatoire. L'inflammation blesse l'épithélium (la couche externe de tissus dans les intestins et ailleurs), ce qui, entre autres, provoque une détresse digestive et endommage les tissus.

La colite, aussi appelée rectocolite hémorragique, est une inflammation du côlon qui entraîne un besoin continu d'éliminer (diarrhée). Sa gravité peut aller de faible à élevée.

Syndrome du côlon irritable (SCI)

Dans le syndrome du côlon irritable, aussi appelé syndrome de l'intestin irritable ou côlon irritable, le côlon a des spasmes qui empêchent le passage des selles (constipation) ou qui les font avancer trop rapidement (diarrhée). Les femmes sont deux fois plus susceptibles que les hommes de souffrir du SCI. Selon l'American College of Gastroenterology, plus de 50 millions d'Américains souffrent du SCI. De son côté, l'International Foundation for Bowel Dysfunction (Fondation internationale des dysfonctions intestinales) affirme que seul le rhume dépasse le SCI comme cause d'absentéisme au travail. On confond souvent le SCI avec la colite ou la maladie de Crohn, mais le SCI ne comporte pas d'inflammation. Il n'est pas non plus aussi grave – le SCI est un problème dérangeant, mais ce n'est pas une maladie exigeant de la chirurgie ni une forte médication.

SYMPTÔMES

Même si toutes les maladies intestinales sont différentes l'une de l'autre, leurs symptômes sont si semblables qu'il peut être difficile de poser le bon diagnostic. Pour ajouter au problème, les symptômes ne sont pas inhabituels et nous en avons tous fait l'expérience un jour ou l'autre. Cependant, si vous avez une histoire constante de brûlements d'estomac, de nausées, de diarrhées, de flatulences, de ballonnements, de rots, de crampes abdominales, de constipation ou de selles en ruban ou en petites boules, vous devez vous occuper de ces problèmes afin de prévenir des dommages plus graves. Consultez votre médecin immédiatement si vous avez un saignement rectal, de la fièvre, des douleurs abdominales aiguës ou une obstruction intestinale.

CAUSES

L'exacerbation des affections et maladies intestinales est inextricablement liée aux aliments frits et gras, à un régime faible en fibres, à une alimentation contenant trop d'aliments transformés, ou à la suralimentation. Lorsque nous traitons notre estomac comme une poubelle en mangeant des aliments vides (camelote alimentaire), sans mâcher convenablement au surplus, l'intestin grêle et le côlon en subissent les conséquences. Le stress aggrave la situation. La cause du syndrome du côlon irritable est inconnue, mais la dépression, le stress, et les allergies alimentaires restent les principaux déclencheurs. Le SCI est favorisé par le système immunitaire. De nouvelles preuves indiquent que des facteurs inflammatoires sécrétés par le système immunitaire (IL-1, IL-6 et IL-8) sont associés aux dommages à la paroi intestinale et à l'augmentation de l'inflammation que l'on observe dans les maladies intestinales. Actuellement, il semble qu'une augmentation du taux d'IL-6 soit associée à la maladie de Crohn, tandis qu'un taux accru d'IL-8 est plus caractéristique de la colite.

Dans le cas de la maladie de Crohn, le chercheur John Hermon-Taylor du St. Georges Medical School, près de Londres, affirme que 55 % des cheptels laitiers de l'Europe occidentale et de l'Amérique sont infectés par une bactérie appelée bacille de Johne (*Mycobacterium avium Paratuberculosis* ou MAP), capable de survivre au procédé de pasteurisation utilisé pour stériliser le lait. (L'approvisionnement en eau peut aussi être contaminé par le ruissellement provenant du fumier de vache, qui s'infiltre dans le sol et infecte les puits.) Le procédé normal de pasteurisation chauffe le lait à 72º C pendant 15 secondes. Pour tuer le MAP, il faudrait chauffer le lait deux fois plus longtemps, soit 30 secondes. Même si aucune étude faisant autorité n'a prouvé que le bacille de Johne cause la maladie de Crohn, les spécialistes croient que la preuve scientifique à l'appui de la théorie d'un agent infectieux s'accumule; ils croient également que le traitement de la maladie de Crohn devrait mettre l'accent sur l'élimination du lait et le traitement antibactérien.

PRESCRIPTIONS SANTÉ

Nutriment	Posologie	Action
Celadrin^{MD}	Comprimés ou capsules : 1 500 mg par jour. Capsules molles : 1 050 mg par jour.	Puissant anti-inflammatoire; inhibe les facteurs immuns qui favorisent l'inflammation.
Vitamine B12, sublinguale	1 000 µg par semaine; l'absorption sera moindre chez les personnes ayant des problèmes intestinaux.	Compense les carences qu'entraînent les dommages aux parois intestinales.
Multivitamines avec minéraux	Tel qu'indiqué.	Fournit une base solide de nutriments.
Acide folique	1 à 5 mg par jour.	Arrête la diarrhée chronique. Les personnes qui souffrent d'épilepsie ne doivent pas prendre des doses supérieures à 400 µg.
Vitamine D3	400 UI par jour.	Réduit les facteurs immuns inflammatoires; corrige les carences qui pourraient entraîner des maladies des os.
Vitamine C avec quercétine	Vitamine C : 1 000 mg par jour; Quercétine : 500 mg par jour.	Contrôle l'inflammation.
Calcium et magnésium	Calcium : 1 000 mg par jour; Magnésium : 500 mg par jour.	Est anti-inflammatoire; corrige les carences possibles; aide à prévenir le cancer du côlon.
Enzymes digestives (Zymactive^{MD})	1 ou 2 capsules, 15 minutes avant les repas.	Aide à obtenir une bonne digestion; réduit l'inflammation dans les intestins.

Nutriment	Posologie	Action
Fer	10 mg par jour.	Utiliser seulement si vous avez reçu un diagnostic d'anémie.
Bifidobacterium longum BB536	Tel qu'indiqué.	Améliore la flore intestinale; réduit la diarrhée et les symptômes associés au côlon irritable, à la diverticulite et à la constipation.
L-Glutamine	1 000 mg par jour.	Soutient la santé des villosités intestinales (ce sont des surfaces qui facilitent l'absorption dans les intestins).
Huile de poisson (qualité pharmaceutique)	3 000 mg par jour.	Réduit l'inflammation; on croit que l'AEP supprime les leukotriènes responsables de signaler l'inflammation dans les tissus tapissant les intestins.
Huile d'onagre	500 mg, deux fois par jour.	Réduit l'inflammation en inhibant les facteurs immuns.
Huile de menthe poivrée (capsules entérosolubles)	3 à 6 capsules par jour.	Réduit les crampes; soulage de la flatulence; augmente la sécrétion de bile (utilisé surtout chez les victimes du syndrome du côlon irritable).

TRUCS SANTÉ POUR FACILITER LA GUÉRISON

- Éliminez les allergies alimentaires.
- Aidez votre digestion en prenant des enzymes digestives végétales à chaque repas. Si vous avez des flatulences et du ballonnement, et si vos selles ne s'améliorent pas, il se peut que vous ne produisiez pas suffisamment d'acides gastriques pour décomposer les aliments convenablement. Prendre un supplément d'acide chlorhydrique aux repas pourrait contribuer à régler le problème.

- Ne diluez pas vos sucs gastriques ni vos enzymes en buvant trop de liquides durant vos repas.

- Mangez de 7 à 10 portions d'une demi-tasse de fruits et légumes biologiques chaque jour. Faites cuire vos légumes à la vapeur et prenez des enzymes digestives. Ne mangez pas de pâtes blanches, de riz blanc ni de farine blanche, et choisissez plutôt des aliments naturels complets.

- Mangez chaque jour une demi-tasse de yogourt nature avec des cultures lactobactériennes actives sauf si vous avez une intolérance au lactose. L'intolérance au lactose est une cause fréquente des problèmes intestinaux. Cessez de consommer tout produit laitier pendant six semaines et voyez si cela soulage vos problèmes intestinaux. Le soya fermenté ou le lait de riz sont d'excellents choix et on les trouve en plusieurs saveurs.

- Buvez de l'eau – de 8 à 10 verres d'eau pure, propre et filtrée, chaque jour; mais ne buvez pas pendant les repas sinon vous allez diluer vos enzymes digestives. Pour chaque tasse de boisson caféinée que vous buvez, ajoutez un autre verre d'eau.

- Pour réveiller vos sucs digestifs, ajoutez du jus de citron fraîchement pressé à une tasse de tisane, 15 minutes avant votre repas. Le café aggrave l'état des intestins, donc remplacez-le par des tisanes ou essayez le thé vert. Le thé vert a un tiers de la caféine du café, et il est riche en antioxydants.

- Prises seules ou en combinaison, les plantes suivantes seront efficaces pour soulager votre ventre : gingembre, menthe poivrée et fenouil. Essayez les plantes amères comme le pissenlit, le plantain, l'achillée millefeuille, l'absinthe ou la gentiane, ou encore prenez de l'Élixir suédois avant de manger.

- Les gros repas sont plus difficiles à digérer, alors essayez de manger des petits repas tout au long de la journée. Non seulement cela aidera-t-il à guérir vos problèmes d'estomac, mais cela gardera votre glycémie (sucre dans le sang) dans des limites saines. Asseyez-vous, relaxez et jouissez de vos aliments – rappelez-vous que la digestion commence dans votre bouche.

■ Réduisez le stress. Faites ce qu'il faut pour réduire votre niveau de stress. La méditation, le yoga, les exercices de respiration ou une promenade dans le parc peuvent aider à réduire les effets du stress sur les intestins.

■ Utiliser des anti-inflammatoires non stéroïdiens (AINS) peut provoquer des ulcères de la partie supérieure du tractus gastro-intestinal, des hémorragies et des problèmes digestifs. Il y a plusieurs solutions saines autres que les AINS. Voyez la section *Remèdes naturels pour stopper l'inflammation* au début de ce livre.

■ Évitez de consommer des boissons « minceur » car elles contiennent habituellement de l'aspartame, une substance contenant des toxines connues. Le sorbitol et d'autres édulcorants artificiels peuvent créer des flatulences, du ballonnement et une augmentation de la diarrhée, tandis que le sucre blanc entraîne une immunosuppression. Essayez d'utiliser plutôt du stevia ou du xylitol, des édulcorants végétaux que vous trouverez au magasin de produits naturels.

■ Faites de l'exercice régulièrement. Le yoga ou le tai chi sont excellents pour améliorer la circulation, réduire les tensions et favoriser une digestion et une élimination saines. Les exercices d'étirement, où vous devez toucher vos orteils ou ramener vos genoux sur votre poitrine sont également bons pour stimuler le péristaltisme (mouvement des intestins).

■ La chiropraxie pourrait vous apporter du soulagement s'il y a un désalignement de votre colonne vertébrale.

■ L'acupuncture pourrait apporter du soulagement et réduire le besoin de chirurgie.

Faits Santé

Le Dr Sherry Rogers, dans son livre *No More Heartburn* (Kensington Books, 2000), dit que 90 % des problèmes intestinaux pourraient être soulagés grâce à des changements alimentaires simples, l'élimination des aliments causant des allergies et du *Candida albicans*, la réduction du stress et un renforcement de l'immunité.

Eczéma (dermatite atopique)

L'eczéma est un état allergique dans lequel des anomalies du système immunitaire favorisent une surproduction de réactions inflammatoires et allergiques dans la peau. Ceci entraîne une faible résistance aux bactéries et virus de la peau. On estime que 10 % des Nord-Américains souffrent d'eczéma. L'eczéma est fréquent chez les bébés et les jeunes enfants, et il apparaît souvent lorsque l'enfant fait ses dents ou après une vaccination. Il existe cinq types d'eczéma : atopique (allergique), séborrhéique du nourrisson, séborrhéique de l'adulte, dermatite professionnelle et eczéma de contact allergique ou dermatite allergique de contact.

SYMPTÔMES

L'eczéma provoque des démangeaisons intenses et la peau peut être squameuse, épaisse, écailleuse, suintante ou croûtée, ou encore sa couleur peut changer. L'inflammation de la peau apparaît fréquemment sur les poignets, les chevilles, le visage et les plis des genoux, des oreilles, entre les doigts et à l'intérieur des coudes. L'épaississement de la peau survient souvent après que la personne se soit beaucoup grattée ou frottée; les infections bactériennes ou virales sont également fréquentes.

CAUSES

Les enfants sont plus susceptibles de développer de l'eczéma s'il y a une histoire d'asthme, d'eczéma ou de fièvre des foins dans la famille. Parmi les déclencheurs, on trouve le stress, les infections et les variations de température. Le stress est un facteur important des poussées d'eczéma chez les adultes. Ceux qui font de l'eczéma ont souvent des allergies – vérifiées par des tests d'allergie et un taux élevé d'IgE – de même qu'une histoire d'eczéma dans la famille. Les allergènes communs sont les additifs alimentaires et les agents de conservation, le lait, les œufs, le blé, le soya, les tomates, les oranges et les arachides. L'eczéma peut être la conséquence d'autres conditions comme le *Candida albicans*, le syndrome de l'intestin poreux et un manque de sucs gastriques. Ceux qui font de l'eczéma ont souvent une mauvaise digestion, ce qui accroît les réactions allergiques. Une carence grave en acides gras essentiels est également associée au développement de l'eczéma, la peau étant incapable de retenir l'humidité convenablement.

Dans la dermatite de contact allergique et dans la dermatite professionnelle, l'exposition à des allergènes environnementaux tels que les alliages des fermetures éclairs et des bijoux, les cosmétiques, les parfums, le caoutchouc, le latex et l'herbe à la puce est à l'origine du problème. L'eczéma séborrhéique du nourrisson est mieux connu sous le nom de « croûte de lait » ou « chapeau », tandis que l'eczéma séborrhéique adulte présente une peau rouge, sèche et floconneuse, et peut aussi ressembler à un léger problème de pellicules.

PRESCRIPTIONS SANTÉ

Nutriment	Posologie	Action
Celadrin^MD	Comprimés ou capsules : 1 500 mg par jour. Capsules molles : 1 050 mg par jour. Crème : appliquez deux fois par jour si la peau n'est pas brisée.	Puissant anti-inflammatoire; inhibe les facteurs immuns qui favorisent l'inflammation de la peau.
Huile de poisson (qualité pharmaceutique)	Adultes : 3 000 mg par jour; Enfants de 5 à 12 ans : utilisez Learning Factors tel qu'indiqué.	Assure la régulation des prostaglandines inflammatoires; assure des taux adéquats d'AG; maintient l'intégrité de la peau.
Multivitamines avec minéraux (pour adultes)	Tel qu'indiqué.	Fournit une base solide de nutriments.
AGL provenant de l'huile d'onagre ou de l'huile de bourrache	Adultes : 2 000 mg d'huile de bourrache ou 4 000 mg d'huile d'onagre par jour; Enfants : 500 à 1 000 mg d'huile de bourrache ou 1 000 à 2 000 mg d'huile d'onagre par jour.	Réduit l'inflammation de la peau; améliore la rétention de l'humidité.
Kindervital, de Flora Distributors (multivitamines liquides avec minéraux, pour enfants)	Tel qu'indiqué.	Pour assurer un soutien en nutriments adéquat pour les enfants.
Quercétine ou extrait de pépins de raisin	500 mg, trois fois par jour.	Anti-inflammatoire; anti-allergène; interrompt la sécrétion d'histamine.
Enzymes digestives (Zymactive^MD)	1 ou 2 capsules, 15 minutes avant chaque repas.	Aide la digestion. Voyez le paragraphe qui traite de l'*acide chlorhydrique* dans les *Trucs santé* qui suivent.

TRUCS SANTÉ POUR FACILITER LA GUÉRISON

- Écrivez un journal alimentaire et inscrivez-y tout ce que vous mangez pour voir s'il y a une corrélation avec vos symptômes Demandez qu'on vous réfère à un spécialiste en allergologie et faites-vous tester pour identifier vos déclencheurs. Certaines allergies ne peuvent être détectées qu'à l'aide du test ELISA/ ACT (« Enzyme-Linked ImmunoSorbent Assay »). Une fois que vous saurez à quoi vous êtes allergique, évitez ces allergènes.
- Faites vérifier votre thyroïde. Un fonctionnement insuffisant de la thyroïde compromet le système immunitaire.
- Ne prenez pas de stimulateurs immunitaires qui augmentent la fonction des macrophages, car ils vont accroître l'inflammation dans les cellules de la peau.
- Mangez de sept à dix portions d'une demi-tasse de fruits et légumes chaque jour. Si vous n'avez pas mangé de légumes crus régulièrement, commencez par les manger cuits à la vapeur : ce sera plus doux pour votre système digestif. Mangez beaucoup de poissons d'eau froide (saumon, hareng, flétan de l'Atlantique, maquereau), des feuilles de pissenlit (en vente dans les magasins de produits naturels ou cueillez-les dans des endroits qui ne font pas l'objet d'arrosage de pesticides) et des huiles de graines et de noix riches en acides gras essentiels : ces aliments aident à guérir l'eczéma.
- Évitez les aliments de grande friture, la viande, les aliments à haute teneur en sucre et autres glucides raffinés (comme le pain blanc), la caféine, l'alcool et les produits laitiers.
- Si vous soupçonnez que vous manquez d'acides gastriques, prenez une capsule (600 mg) d'acide chlorhydrique avant un gros repas. Si les symptômes s'aggravent, cessez d'en prendre – vous ne manquez pas d'acides gastriques. Si vous ne voyez pas de différence ou si vous vous sentez mieux, augmentez votre dose d'une capsule au repas suivant. Continuez d'augmenter la dose jusqu'à un maximum de sept capsules ou jusqu'à ce que vous sentiez une chaleur dans votre estomac. Si vous sentez

cette chaleur, diminuez la dose en revenant au nombre de capsules que vous preniez avant de commencer à ressentir cette chaleur. Utilisez moins de capsules pour les repas plus petits.

AUTRES RECOMMANDATIONS

- Utilisez des crèmes contenant du Celadrin ou de l'Herbacort (une combinaison de plantes corticomimétiques [qui ressemblent à la cortisone] ou de la crème de camomille (Camocare).
- Utilisez des savons à lessive hypoallergènes et rincez deux fois votre literie, vos serviettes et vos vêtements pour éliminer les résidus de savon. N'utilisez pas d'assouplissant liquide ou en feuilles : ils sont souvent à l'origine d'irritations de peau et d'allergies.
- Buvez de l'eau – 8 à 10 verres d'eau pure, propre et filtrée – chaque jour.
- L'utilisation à long terme d'onguents à la cortisone peut entraîner de graves effets secondaires et un amincissement de la peau. Il ne devraient pas être utilisés sur une base continue. Évitez de les utiliser sur les petits enfants et identifiez les allergies sous-jacentes rapidement, avant que ne survienne une inflammation chronique de la peau.

Fibromyalgie (FM)

Près de 16 millions de Nord-Américains souffrent de fibromyalgie, une maladie qui touche plusieurs systèmes dans le corps. Ce syndrome rhumatismal courant a aussi été appelé « la maladie invisible » en raison de la difficulté à la diagnostiquer. Le nom fibromyalgie vient du latin *fibro* qui signifie tissu de soutien, *myo* qui signifie muscle, et *algia* qui signifie douleur. La marque distinctive de la fibromyalgie est une douleur répandue dans tous les muscles, ainsi que de la raideur et un endolorissement chronique. Elle affecte les femmes plus que les hommes et elle frappe habituellement entre 30 et 60 ans. Elle compte pour 15 à 30 % de toutes les visites chez les rhumatologues. On pense que la douleur de la FM est causée par un resserrement et un épaississement du mince film de tissu qui tient les muscles ensemble. Un diagnostic de FM sera confirmé si votre médecin trouve de la douleur ou de la sensibilité à 11 des 18 points déclencheurs situés dans les genoux, les hanches, la cage thoracique, les épaules et le cou.

SYMPTÔMES

Plusieurs des symptômes de FM recouvrent ceux du syndrome de fatigue chronique (SFC ou CFS). Il y a une grande différence entre les deux : il y a une fatigue profonde dans le SFC et des douleurs musculaires profondes dans la FM. Le traitement du SFC met l'accent sur l'élimination de virus qui pourraient causer la fatigue. Le traitement de la FM tente de réduire les facteurs inflammatoires qui causent la douleur et l'enflure des articulations et des muscles. En raison des nombreux symptômes de la FM et du SFC, une combinaison de thérapies pourrait être nécessaire pour maîtriser la situation.

Les symptômes de la FM sont variés et il n'y a pas deux patients identiques. Ils peuvent comprendre allergies, anxiété, confusion mentale, fatigue, dysménorrhée, stries sur les ongles des doigts, raideur, incapacité de faire de l'exercice, problèmes gastro-intestinaux, dépression, variations de l'humeur, maux de tête, sensibilité à la lumière, aux sons ou aux odeurs, étourdissements, palpitations cardiaques, perturbations du sommeil, syndrome du tunnel carpien, sensibilité de la peau au toucher, enflure des articulations, maux et douleurs partout dans le corps. Un sommeil non-réparateur constitue un symptôme majeur. Les personnes affectées dorment mais ne se sentent jamais reposées. Lorsque les gens décrivent leur fatigue musculaire, ils la comparent à pelleter de la neige ou jardiner pendant des jours sans jamais prendre de pause, ou encore ils disent que c'est comme si leurs muscles étaient étirés et déchirés.

Le fait que l'assemblage de symptômes soit unique pour chaque personne rend la FM plus difficile à diagnostiquer. De nombreux tests, incluant les tests d'urine et du sang, la tomodensitométrie, l'imagerie par résonance magnétique, et d'autres encore peuvent être faits sans donner aucune indication claire de ce qui ne va pas. Les patients sont souvent référés en psychiatrie. La vie devient insupportable pour ceux qui vivent avec la FM. Il peut aussi être difficile pour la famille et les amis de comprendre cette maladie obscure.

CAUSES

On ne peut pas pointer une cause en particulier pour la FM, mais on croit que des facteurs de stress multiples, un traumatisme émotionnel ou physique ou des épisodes dépressifs qui perturbent le fonctionnement du système immunitaire contribuent à la maladie. On soupçonne qu'il existe un lien entre la FM et le SFC étant donné que les personnes souffrant de FM ont habituellement une histoire de fatigue extrême et sans rémission. Des virus pourraient être impliqués, comme le virus Epstein-Barr, ou encore des champignons, comme le *Candida albicans*. La recherche récente indique qu'une maladie de Lyme non décelée pourrait être à l'origine de la FM. Les métaux lourds et la toxicité chimique, de même que des carences nutritionnelles, sont des acteurs de premier plan dans la progression de la FM. On croit aussi que les allergies jouent un rôle, et elles doivent être diagnostiquées et éliminées pour permettre la guérison. On observe également une faiblesse des taux de sérotonine et de DHEA chez les personnes atteintes. Les médecins doivent aborder cette maladie en éliminant et en traitant chaque symptôme comme autant de pelures d'oignon entourant la cause, pour en venir à bout.

Le facteur inflammation

L'interleukine-6, une cytokine immunitaire, est un des facteurs qui causent douleur et inflammation. Un taux élevé de cortisol, l'hormone du stress, amène le système immunitaire à sécréter des facteurs inflammatoires et fait chuter le taux de DHEA. La DHEA est une importante hormone anti-inflammatoire, efficace dans le soulagement de la douleur. De nombreuses victimes de la FM ont découvert qu'aucun des suppléments qu'elles essaient ne fonctionne. Il y a une bonne raison à cela. La FM est aggravée par la libération d'interleukine-6, et à moins de fermer le robinet de ce puissant facteur immun inflammatoire, on ne touche pas aux racines du problème.

PRESCRIPTIONS SANTÉ

Nutriment	Posologie	Action
Multivitamines avec minéraux	Tel qu'indiqué.	Fournit une base solide de nutriments qui soutiennent le développement des muscles, du cartilage et des os; aide à soutenir une fonction immunitaire saine; assure la régulation des facteurs inflammatoires. Aide également la synthèse du collagène, la substance collante du cartilage, et réduit la douleur.
Celadrin^MD	Comprimés ou capsules : 1 500 mg par jour. Capsules molles : 1 050 mg par jour. Crème : appliquez deux fois par jour.	Réduit l'enflure et la douleur et améliore la mobilité articulaire; inhibe l'inflammation et la destruction articulaires.
Magnésium (sous une seule forme ou en combinaison de citrate, fumarate, glycinate, malate, succinate et/ou aspartate)	200 mg, trois fois par jour.	Nécessaire dans 300 réactions enzymatiques; calme l'inflammation dans les muscles.

Nutriment	Posologie	Action
Acide malique	1 200 à 2 000 mg par jour.	Détoxique le corps de l'aluminium et réduit la douleur de la fibromyalgie; travaille de concert avec le magnésium.
5-hydroxytryptophane (5-HTP)	50 à 100 mg, trois fois par jour.	Augmente le taux de sérotonine; réduit l'anxiété et la douleur musculaire; améliore le sommeil et la raideur du matin; améliore l'humeur; règle l'appétit.
Valériane	Tel qu'indiqué.	Améliore le sommeil; calme les nerfs.
Mélatonine	1 à 3 mg chaque soir.	Améliore le sommeil.
L-Carnitine	500 mg par jour.	Améliore la production d'énergie; élimine la fatigue.

TRUCS SANTÉ POUR FACILITER LA GUÉRISON

■ Pour combattre la FM, adoptez un régime équilibré de fruits et légumes frais, d'huiles saines, de noix et de graines, de céréales complètes et de poisson sauvage frais. Mangez des repas plus petits, plus fréquemment, tout au long de la journée, pour maintenir votre glycémie.

■ Évitez les aliments transformés et raffinés. Ils ont une haute teneur en sucre, en sel et en gras hydrogénés.

■ Buvez beaucoup d'eau pure, propre et filtrée – 8 à 10 verres par jour. Pour chaque tasse d'une autre boisson que vous consommez (sauf les tisanes) buvez un verre d'eau de plus.

■ Éliminez l'alcool, le tabagisme et la caféine.

■ Faites de l'exercice régulièrement, mais ne vous épuisez pas à en faire. Un exercice modéré et doux améliorera votre circulation de même que votre humeur et votre bien-être général. Même marcher jusqu'à votre boîte aux lettres ou lever vos bras et vos jambes quand vous êtes assis sur votre chaise peut être bénéfique.

AUTRES RECOMMANDATIONS

- Riez ! Louez des films, assistez à un spectacle d'humour et tenez-vous avec des gens amusants. Le rire, aussi bien que l'exercice, peut améliorer l'humeur. Gardez une disposition d'esprit positive.
- Assurez-vous de vous reposer suffisamment.
- Faites des exercices de respiration profonde pour assurer un apport suffisant d'oxygène à votre corps.
- La détoxication est extrêmement importante. Les saunas permettent d'excréter les toxines par la peau. Frotter votre peau avant la douche ou le bain permet d'augmenter la circulation et de stimuler le flux de la lymphe. Un nettoyage interne à l'aide de plantes purifiantes combiné à la consommation de fibres aideront à éliminer les déchets des intestins et à soutenir le foie et les reins. Prenez un bain de sels d'Epsom et de bicarbonate de soude chaque soir. Versez-en une tasse de chacun dans votre bain, et faites couler l'eau par le filtre de la douche plutôt que par le robinet du bain afin de vous assurer que vous ne tremperez pas dans l'eau chlorée.
- Écrivez un journal alimentaire et inscrivez-y tout ce que vous mangez afin de vérifier si certains aliments accroissent vos symptômes ou leur intensité. Demandez qu'on vous réfère à un spécialiste en allergologie et faites-vous tester pour identifier vos déclencheurs. Une fois que vous saurez à quoi vous êtes allergique, évitez ces allergènes. Vous devriez également faire faire les tests pour identifier vos allergies environnementales.
- Faites enlever vos amalgames dentaires pour réduire votre charge toxique.
- Des massages, l'acupuncture et la chiropraxie peuvent aider à accélérer la guérison.
- Lorsque vous êtes dans une mauvaise journée, reposez-vous. Quant aux bons jours, jouissez-en au maximum, sans vous épuiser.

- Étant donné que les causes de cette maladie sont multiples, les remèdes sont également multiples. Ce qui va pour un peut ne pas fonctionner pour l'autre en raison des particularités biochimiques individuelles. N'abandonnez pas. Le don le plus important est le pouvoir de la confiance.

Gingivite

La gingivite est une enflure ou une inflammation du tissu gingival (les gencives). Dans 30 % des cas, si la gingivite est négligée elle se transformera en parodontite, une affection où les bactéries passent des gencives à l'os, avec comme conséquence possible la perte de dents, une érosion de l'os de la mâchoire et la chirurgie dentaire.

Dans le passé, on ne se préoccupait pas trop de la gingivite, mais une étude menée en 1998 a permis de découvrir que les hommes ayant une maladie des gencives avaient quatre fois et demie plus de chance d'avoir une maladie du cœur que ceux dont les gencives étaient saines. On croit que le rapport entre ces deux conditions pourrait s'expliquer par des bactéries entrant dans le courant sanguin par les gencives. Les résultats d'une autre étude ont montré que les athéromes (plaques d'athérosclérose) dans l'artère carotide étaient 50 % plus importants chez les personnes ayant une maladie des gencives que chez celles ayant des gencives saines. La présence d'athéromes est un facteur de risque majeur pour les accidents vasculaires cérébraux. En juin 2000, il a été annoncé que les résultats d'une étude portant sur 1 000 femmes enceintes montraient que les femmes ayant une maladie des gencives avaient 8 fois plus de chances d'accoucher prématurément.

SYMPTÔMES

Les gencives deviennent rouge clair, sensibles et enflées, et elles saignent facilement. Le tissu gingival s'éloigne de la dent, ce qui laisse la personne avec une récession des gencives. Une mauvaise haleine constante peut également se manifester.

CAUSES

Les bactéries qui ne sont pas enlevées par le brossage des dents ou la soie dentaire restent sous la ligne des gencives et aboutissent finalement à une infection. D'autres facteurs peuvent contribuer à la gingivite, comme le tabagisme, se brosser les dents trop fort, un dentier ou autre appareil dentaire mal ajusté, des carences nutritionnelles, le stress, un système immunitaire affaibli et un régime alimentaire à haute teneur en sucre et glucides raffinés. Les vétérans qui souffrent d'un syndrome de stress post-traumatique affichent un taux plus élevé de maladie des gencives, incluant la gingivite.

Des taux hormonaux élevés durant la grossesse peuvent exagérer la réponse du corps à la plaque dentaire et augmenter la possibilité de développer une gingivite. Une bonne hygiène buccale devrait prévenir ce problème. On sait que les diabétiques sont plus sujets à la gingivite que les autres. Cependant, lorsque le diabète est bien maîtrisé, la gingivite se tient à distance.

PRESCRIPTIONS SANTÉ

Nutriment	Posologie	Action
Multivitamines avec minéraux	Tel qu'indiqué.	Fournit un soutien adéquat en nutriments.
Celadrin^{MD}	Comprimés ou capsules : 1 500 mg par jour. Capsules molles : 1 050 mg par jour.	Inhibe l'inflammation.

Nutriment	Posologie	Action
Bifidobacterium longum BB536	Tel qu'indiqué.	Fournit des « bactéries amies » protectrices tout le long du système digestif.
Huile d'origan	3 gouttes, trois fois par jour.	Antibactérien; antifongique.
Rince bouche à l'huile essentielle de tea-tree	Se gargariser et faire rouler dans la bouche deux fois par jour.	Antibactérien; antifongique.
Hydraste du Canada	20 gouttes par jour.	Antibactérien.
CranMax^{MD}	1 ou 2 capsules par jour.	Pourrait empêcher les bactéries de s'attacher aux gencives.
Tisane de sauge	En boire toute la journée.	Soulage les gencives enflammées; antioxydant; anti-inflammatoire.

TRUCS SANTÉ POUR FACILITER LA GUÉRISON

- Voyez votre dentiste tous les six mois pour faire enlever la plaque dentaire cachée dans les endroits difficiles à atteindre.

- Mâchez de la gomme à mâcher contenant du xylitol; cela aide à éliminer la plaque dentaire et à réduire la gingivite.

- Utilisez la soie dentaire au moins une fois tous les deux jours pour enlever l'accumulation de plaque sous la ligne des gencives.

- Lorsque vous vous brossez les dents, n'oubliez pas votre langue. Brossez-la ou encore utilisez un grattoir à langue pour en retirer les bactéries cachées dans la couche de mucus.

- Buvez chaque jour 8 à 10 verres d'eau propre, pure et filtrée – pas l'eau du robinet. Pour chaque tasse de jus ou de boisson alcoolique ou caféinée que vous buvez, ajoutez un autre verre d'eau.

- Adoptez un régime équilibré axé sur les aliments complets naturels comme les céréales entières, les fruits et légumes frais, les légumineuses, les noix et les graines et le poisson frais.

Évitez les aliments transformés et raffinés qui ont une haute teneur en sucre, en farine blanche ou en mauvais gras.

AUTRES RECOMMANDATIONS

■ Cessez de fumer. Le tabac laisse un film de goudron sur la langue, les dents et les gencives, et cela peut empirer les infections et retarder la guérison. Cela peut aussi causer le cancer de la bouche.

■ S'il vous est impossible d'inclure l'utilisation de la soie dentaire dans votre routine du soir, avant de vous coucher, il existe une brosse à dent appelée Sonicare qui émet une énergie acoustique. Elle nettoie des endroits que seule la soie dentaire pouvait autrefois atteindre.

■ Lorsque vous ne pouvez pas vous brosser les dents, essayez les comprimés effervescents qui contiennent du bicarbonate de soude, de l'acide citrique et de la silice. Ils produisent un bouillonnement qui enlève les particules de nourriture résiduelles. Ou encore, utilisez un cure-dents.

■ Le piercing dans la bouche augmente le risque d'infection, il faut alors porter une attention particulière à l'hygiène buccale.

Faits Santé

La gingivite était fréquente chez les soldats durant la Première Guerre Mondiale, ce qui lui a mérité le surnom de « bouche des tranchées ». On croyait en général qu'elle était causée par une mauvaise hygiène. Quoiqu'une hygiène déficiente soit une cause importante de la gingivite, le stress ne doit pas non plus être négligé comme facteur important. Le stress déprime le système immunitaire et l'empêche de réagir aux bactéries de façon rapide et efficace.

Goutte

La goutte se caractérise par une douleur atroce au gros orteil, et peut également toucher d'autres articulations. Ce type courant d'arthrite affecte principalement les hommes – 95 % des victimes sont des hommes. La goutte survient lorsqu'il y a dans le corps un excès d'acide urique qui va se cristalliser dans les articulations. L'acide urique est un sous-produit du métabolisme des protéines, en particulier lorsque celles-ci proviennent de la consommation d'aliments dont la teneur en purines est élevée (ce qui inclut les abats, les fèves et les légumineuses), ou de la consommation de bière et de vin. S'il y a trop d'acide urique dans le sang, il sera excrété dans les articulations, les tissus, les reins et les tendons, où il causera de l'inflammation. La goutte apparaît et disparaît par poussées et la durée des crises peut varier de quelques jours à quelques semaines, selon l'intensité des facteurs qui les ont causées.

La pseudogoutte, dont le nom officiel est chondrocalcinose ou dépôt de cristaux de pyrophosphate dihydrate de calcium, ressemble à la goutte sauf que c'est du calcium qui se cristallise dans les articulations plutôt que de l'acide urique. La présence de ces cristaux de calcium affaiblit le cartilage et le fragilise de sorte qu'il se dégrade plus facilement. Le corps réagit en créant de l'inflammation pour se débarrasser de ces cristaux.

SYMPTÔMES

Les cristaux d'acide urique agissent comme un abrasif et provoquent douleur et enflure. La goutte a pour premier symptôme une douleur lancinante dans le gros orteil, quoiqu'elle puisse également frapper les articulations de la main, du poignet ou du genou. Elle peut être accompagnée de fièvre ou de frissons. Marcher peut devenir difficile, tout comme dormir si des couvertures reposent sur l'orteil. La pseudogoutte cause également rougeurs, chaleur, douleur et enflure d'une ou plusieurs articulations. Si on laisse l'affection progresser sans soins, le cartilage peut devenir si endommagé que les os frotteront l'un contre l'autre.

CAUSES

La goutte a une composante génétique et certains pourront dire « C'est de famille ! ». Les causes les plus plausibles sont une carence en uricase (une enzyme digestive), une alimentation trop riche en protéines et en aliments gras, et une consommation excessive d'alcool. Le stress est un déclencheur, comme peuvent l'être un excès de poids et le manque d'exercice. Le corps produit un excès d'IL-6, ce qui provoque de l'inflammation et de la douleur. La cause de la pseudogoutte est inconnue, mais on soupçonne une anomalie du tissu conjonctif ou du cartilage, et possiblement un facteur génétique.

On observe souvent de l'hypertension et une maladie rénale chez les victimes de la goutte.

PRESCRIPTIONS SANTÉ

Nutriment	Posologie	Action
Multivitamines avec minéraux	Tel qu'indiqué.	Fournit une base solide de nutriments qui soutiennent le développement des muscles, du cartilage et des os; aide à soutenir une fonction immunitaire saine et assure la régulation des facteurs inflammatoires. Aide également la synthèse du collagène, la substance collante du cartilage, et réduit la douleur.

Nutriment	Posologie	Action
Celadrin^{MD}	Comprimés ou capsules : 1 500 mg par jour. Capsules molles : 1 050 mg par jour. Crème : appliquez deux fois par jour.	Réduit l'enflure et la douleur et améliore la mobilité articulaire; inhibe les facteurs immuns inflammatoires.
Vitamine C	3 000 à 5 000 mg par jour, en doses fractionnées.	Réduit les taux sériques d'acide urique.
Quercétine	200 à 400 mg par jour.	Inhibe l'acide urique; anti-inflammatoire.
Magnésium	200 mg, trois fois par jour.	Particulièrement important en cas de pseudogoutte où l'on trouve une régulation à la hausse du calcium.
Huile de poisson (qualité pharmaceutique)	3 000 mg par jour.	Réduit l'inflammation; moins de raideur articulaire.
Zinc	15 mg par jour.	Compense la carence (fréquente durant les crises de goutte).
Enzymes (Zymactive^{MD})	Tel qu'indiqué. Pendant les crises de goutte, utilisez Zymactive^{MD} trois fois par jour à jeun, entre les repas.	Puissant anti-inflammatoire lorsque utilisé à jeun, entre les repas.

TRUCS SANTÉ POUR FACILITER LA GUÉRISON

- Ne prenez pas de niacine, car elle peut susciter une crise de goutte. La vitamine A à haute dose est également contre-indiquée. La vitamine A peut créer une toxicité en raison de la conversion en sa forme plus toxique qu'est l'acide rétinoïque. Cette conversion est favorisée par une dysfonction enzymatique que l'on observe chez les victimes de la goutte.
- En cas de pseudogoutte, il est important de faire vérifier votre taux de fer afin de vous assurer qu'il n'est pas trop élevé (hémochromatose). Un taux de fer élevé a été associé à la pseudogoutte. Si votre taux de fer est élevé, faites un don de sang.

■ Manger au moins une demi-livre de cerises ou de fraises par jour peut neutraliser l'acide urique. Hors-saison, vous pouvez trouver un extrait de cerise – de préférence biologique et sans sucre – en vente dans les magasins de produits naturels.

■ Pendant une crise de goutte, éliminez de votre alimentation la viande rouge et les abats, les champignons, les arachides, les sauces à base de viande, les mollusques et crustacés, les sardines, le hareng et le maquereau. Une consommation modérée de ces aliments peut reprendre après la disparition des symptômes.

■ Mangez beaucoup de fruits et légumes frais (crus ou sous forme de jus). Les baies, les oignons et le persil sont de bonnes sources d'antioxydants. Buvez au moins 8 à 10 verres d'eau pure, propre et filtrée chaque jour : cela aidera à éliminer l'acide urique. Pour chaque verre de jus ou de boisson caféinée, ajoutez un verre d'eau.

■ Éliminez totalement l'alcool. La bière est la pire boisson pour favoriser vos crises de goutte.

■ Restreignez votre consommation de farines raffinées et de sucres simples que l'on trouve dans les pains commerciaux, le miel, les jus de fruits et le fructose.

AUTRES RECOMMANDATIONS

■ Évitez les AINS. Voyez la section *Traitements conventionnels de l'inflammation* pour de l'information sur les dangers des médicaments contre l'arthrite.

■ Il est important pour les victimes de la goutte et de la pseudo-goutte de faire de l'exercice régulièrement, mais si vous avez un surplus de poids, ce sera encore plus bienfaisant. Commencez avec un programme d'exercices modérés mettant l'accent sur la composante cardiovasculaire pour aider à réduire votre poids, plutôt que de vous embarquer dans un régime restrictif. Jeûner ou un retrait soudain de certains aliments peut faire monter votre taux d'acide urique.

Maladies du cœur

L'expression « maladies du cœur » recouvre environ 30 maladies cardiovasculaires dont les cinq principaux types sont : les maladies coronariennes (athérosclérose ou durcissement des artères), les cardiomyopathies (maladies du muscle du cœur), l'insuffisance cardiaque congestive (lorsque le cœur est incapable de pomper suffisamment de sang), les valvulopathies (prolapsus valvulaire mitral) et les arythmies (irrégularités du rythme cardiaque). Les maladies du cœur sont la principale cause de décès en Amérique du Nord.

Femmes et maladies du cœur

Les maladies du cœur sont le tueur no 1 des femmes de tout âge chaque année. Les femmes ont finalement réussi à atteindre l'égalité avec les hommes, car elles ont maintenant un taux de maladies du cœur égal au leur, quoique plus de femmes que d'hommes meurent d'une crise cardiaque. Près d'une femme sur deux mourra d'une maladie cardiovasculaire. Les femmes sont également plus susceptibles de subir un accident vasculaire cérébral après une crise cardiaque. Nous avons tous appris que le signal d'une crise cardiaque est une douleur fulgurante à la poitrine, mais chez les femmes, les symptômes de la crise cardiaque sont bien différents de ceux des hommes. Malheureusement, de nombreuses femmes n'ont pas conscience d'avoir un risque aussi élevé de faire une crise cardiaque, et elles ne font pas grand chose pour se protéger contre cette maladie.

SYMPTÔMES

Les maladies du cœur sont des tueurs silencieux car souvent les gens ne savent pas qu'ils en sont atteints. De nouvelles statistiques, publiées par l'American Heart Association pour 2004, montrent que 50 % des hommes et 64 % des femmes qui ont péri subitement d'une maladie du cœur au cours de cette étude n'avaient eu aucun symptôme auparavant. Prenez conscience des symptômes des maladies du cœur, lesquels incluent : souffle court; battements irréguliers du cœur; douleurs thoraciques en faisant de l'exercice, qui disparaissent au repos; épisodes d'indigestion; une sensation de contraction dans la gorge; sueurs abondantes sans raison apparente (sans lien avec la ménopause). Exigez des soins d'urgence si vous ressentez des douleurs à l'estomac, de la nausée et des vomissements, des étourdissements, un pouls irrégulier, une faiblesse ou une fatigue inhabituelle, de la douleur ou un engourdissement dans les bras, le dos, le cou ou la poitrine.

CAUSES

Jusqu'à récemment, on croyait que les maladies du cœur étaient causées uniquement par des artères bloquées et un taux élevé de cholestérol. Nous l'avons vu plus haut, la moitié des crises cardiaques surviennent chez des personnes dont la tension artérielle et le taux de cholestérol sont normaux (voyez la page 12 pour de l'information sur l'inflammation et les maladies du cœur). En réalité, les infections bactériennes sont également une cause de cardiopathie. Il y a plus d'un siècle, les autorités médicales pensaient que les maladies du cœur était causées par des infections provoquant de l'inflammation, mais cette théorie a été abandonnée pour être remplacée par ce qui constituait à l'époque de nouvelles orientations. Maintenant, les scientifiques sont revenus à leur position de départ et portent leur attention sur la *Chlamydia pneumoniae*. On trouve de fortes concentrations de cette bactérie dans le sang des personnes qui ont fait une crise cardiaque. La théorie de l'infection est significative en ce sens qu'elle pointe vers le système immunitaire et son incapacité à nous défendre contre de simples bactéries; en améliorant l'immunité, nous pourrions être capables de prévenir les maladies du cœur.

Même si vous avez une prédisposition aux maladies du cœur en raison de votre histoire familiale, cela ne signifie pas que vous devez en être victime. Si vous avez une histoire familiale de maladies coronariennes, vous devez faire preuve de vigilance et choisir un mode de vie susceptible de prévenir cette maladie mortelle. De fait, les maladies du cœur commencent dans l'estomac. Un mauvais régime alimentaire, constitué d'aliments préparés ou transformés, à haute teneur en gras trans et dépourvu de fibres et de nutriments (en particulier les vitamines B et l'acide folique) est le principal instigateur des maladies du cœur. Mariez un mauvais régime alimentaire à un niveau élevé de stress, à la déshydratation, au vieillissement, au tabagisme, à un surplus de poids ou à un manque d'exercice et de sommeil, et votre risque grimpe encore plus. Le diabète, l'hypertension artérielle, un taux élevé de mauvais cholestérol LDL ou un taux élevé d'homocystéine dans le sang complique encore le problème. La présence d'homocystéine dans le sang indique un effondrement des processus chimiques dans le corps et est fortement associée à la cardiopathie. Le risque de maladie coronarienne est particulièrement élevé chez les femmes d'origine afro-américaine.

PRESCRIPTIONS SANTÉ

Si vous prenez actuellement du Coumadin ou un médicament contre le cholestérol ou l'hypertension, discutez avec votre médecin ou votre pharmacien des interactions entre médicaments et nutriments. Sachez que tant les médicaments contre l'hypertension que ceux contre le cholestérol provoquent une perte de coenzyme Q10, de sorte que vous devez compenser en prenant un supplément pour vous assurer de maintenir un taux adéquat de ce nutriment. Selon le *Drug-Induced Nutriment Depletion Handbook for Pharmacists* (« Manuel à l'intention des pharmaciens sur les pertes de nutriments causées par les médicaments »), si vous prenez du Lasix, un furosémide, vous devez savoir que ce médicament entraîne des pertes de calcium, de magnésium, de potassium, des vitamines B1 et B6, de vitamine C et de zinc. Ces nutriments doivent être remplacés pour prévenir une carence.

Nutriment	Posologie	Action
Multivitamines avec minéraux (sans fer, car un taux élevé de fer augmente le risque de maladies du cœur)	Tel qu'indiqué sur la bouteille.	Fournit un soutien adéquat en nutriments.
Celadrin^{MD}	Comprimés ou capsules : 1 500 mg par jour. Capsules molles : 1 050 mg par jour.	Inhibe l'inflammation; réduit le taux de C.R.P.
Magnésium	200 mg, trois fois par jour.	Apaise l'arythmie; essentiel pour un fonctionnement sain du muscle cardiaque.
Vitamine B1	200 mg par jour.	Prévient les carences chez ceux qui prennent du Lasix.
Vitamine C (avec bioflavonoïdes)	1 000 mg, deux fois par jour; bioflavonoïdes : 500 mg deux fois par jour.	Réduit les symptômes et le risque de maladies du cœur; antioxydant; augmente le taux de HDL (le bon cholestérol); abaisse la tension artérielle.
Potassium	500 mg par jour.	Maintient une tension artérielle saine.
Vitamine E (avec tocophérols mélangés)	200 à 400 UI par jour.	Améliore le flux sanguin; réduit les athéromes; soutient la fonction immunitaire; agit comme un antioxydant.
Huile de poisson (qualité pharmaceutique)	3 000 mg par jour.	Réduit le risque de maladies du cœur; abaisse les taux de triglycérides; anti-inflammatoire.

Nutriment	Posologie	Action
Coenzyme Q10	100 à 300 mg par jour.	Stimule la production d'énergie dans le muscle cardiaque; améliore de façon significative la fonction cardiaque chez les personnes souffrant d'insuffisance cardiaque congestive.
Hexanicotinate d'inositol (niacine sans effet de rougeur)	500 à 1 000 mg par jour, aux repas. Si vous n'utilisez pas la niacine sans effet de rougeur, augmentez la dose lentement, sur environ trois semaines, jusqu'à ce que vous atteigniez 3 000 mg par jour, afin d'éviter les rougeurs (sans danger) de la peau.	Abaisse les taux de cholestérol LDL et de triglycérides, tout en augmentant le taux de cholestérol HDL. (Faites vérifier vos taux d'enzymes hépatiques et de cholestérol tous les trois mois.)
Aubépine (extrait normalisé à 1,8 % de vitexine ou à 10 % de procyanidines)	100 à 200 mg, trois fois par jour.	Des études à double-insu montrent une amélioration chez les personnes souffrant d'insuffisance cardiaque congestive.
PeptACE^{MD}	500 mg, trois fois par jour.	Réduit la tension artérielle de façon significative.
Garlic Factors^{MD}	1 ou 2 comprimés par jour.	Améliore la circulation; réduit la tension artérielle.
Guggul (extrait de *Commiphora mukul* normalisé à 25 mg de guggulstérones.	500 mg, trois fois par jour.	Augmente le métabolisme du cholestérol LDL dans le foie pour diminuer les taux de LDL et de triglycérides; augmente le taux de cholestérol HDL; prévient l'athérosclérose; fait disparaître les athéromes existants.

TRUCS SANTÉ POUR FACILITER LA GUÉRISON

■ Des études ont montré qu'un régime alimentaire axé sur les fruits et légumes frais, les céréales entières, les légumineuses, les viandes maigres et le poisson peut réduire le risque de maladies du cœur. Manger de cette façon fournit également de précieux antioxydants, lesquels sont utiles pour combattre l'inflammation chronique. Mangez deux carottes crues de 20 cm (8 po) de long chaque jour, car il a été démontré que ceci réduit le taux de cholestérol de 50 points en quelques semaines. Mangez de l'ail frais pressé en abondance car cela abaisse la tension artérielle.

■ L'American Heart Association recommande de manger deux portions de poisson par semaine pour prévenir les maladies du cœur. Les poissons gras contiennent de l'AEP et de l'ADH, des acides gras essentiels oméga-3. Autrement, assurez-vous de prendre des suppléments contenant des acides gras essentiels pour réduire vos taux de triglycérides et pour soutenir une santé cardiovasculaire normale.

■ Assurez-vous que vous maintenez votre hydratation en buvant des quantités adéquates d'eau pure, propre et filtrée afin de maintenir le flux sanguin. Des études ont montré que le fait de boire cinq verres d'eau par jour diminue de moitié votre risque de crise cardiaque et d'accident vasculaire cérébral.

■ Réduisez votre consommation de sel, de caféine et d'alcool, et assurez-vous de faire beaucoup d'exercice suivi d'un repos suffisant.

■ Faites vérifier votre thyroïde. Un taux insuffisant d'hormone thyroïdienne cause des palpitations cardiaques chez les femmes et cela ajoute au stress du cœur.

■ Cessez de fumer et évitez la fumée secondaire.

■ Insistez pour que votre médecin mesure vos taux d'homo-cystéine et de protéine C-réactive (deux indicateurs des maladies du cœur). Heureusement, on peut abaisser rapidement un taux élevé d'homocystéine en prenant des suppléments de ma-gnésium, de vitamines B6 et B12, d'acide folique et d'huile de poisson. On peut également abaisser un taux élevé de C.R.P. avec du Celadrin. Voyez la page 11 pour plus d'information sur la protéine C.R.P.

- Des études ont montré qu'entretenir de la colère est non seulement mauvais pour votre humeur, mais c'est aussi lié à une augmentation du risque de maladies du cœur.
- Bien des gens souffrant d'hypertension artérielle ont le mauvais ratio potassium/sel. Réduisez votre consommation de sel en évitant le sel de table et les aliments transformés. Augmentez votre consommation aliments riches en potassium comme les bananes, les abricots, les tomates, les avocats, les pommes de terre, la viande maigre de poulet et le poisson frais.
- Faites suffisamment d'exercice. Marcher 30 minutes, trois fois par semaine, réduit votre risque de crise cardiaque d'environ 30 %. Plus votre exercice sera énergique, plus vous en bénéficierez : augmenter votre rythme de marche à deux milles à l'heure ou plus peut accroître la réduction du risque jusqu'à 63 %.

Blessures aux articulations, muscles et tendons

La plupart d'entre nous avons déjà subi une entorse ou une foulure à un moment ou l'autre de notre vie. Les blessures aux muscles, aux tendons et aux articulations sont fréquentes. Vous avez peut-être glissé sur un trottoir glacé, manipulé un tournevis avec trop de force, ou encore, après des mois d'inactivité vous avez commencé un programme d'exercices et maintenant tout votre corps est endolori et meurtri. Quand il s'agit d'articulations, de muscles et de tendons, les blessures causées par l'exercice font grimper les statistiques des blessures accidentelles. Les baby-boomers s'adonnent au sport et à l'activité physique plus que jamais. En conséquence, les blessures reliées au sport pour ce groupe d'âge ont augmenté de plus de 33 % durant la dernière décennie. Les abonnements aux clubs santé ont augmenté de 300 % dans la catégorie des 55 ans et plus. Par voie de conséquence, les blessures pour ce groupe d'âge ont atteint des sommets inégalés. Plus de 10 millions de blessures sportives sont traitées chaque année en Amérique du Nord.

SYMPTÔMES

Lorsque nous avons une articulation, un muscle ou un tendon blessé, nous le savons parce que la douleur en est le principal symptôme. Il y a plusieurs types d'atteintes : foulures, entorses, tendinites, déchirures méniscales, ostéochondrite disséquante, chondromalacie et bursites, pour n'en nommer que quelques-unes. Plusieurs éléments composent une articulation, protègent le squelette et assurent notre mobilité. Les muscles sont des faisceaux de fibres qui se contractent. Ils sont attachés aux os. Les tendons sont de solides bandes de tissu conjonctif qui attachent chaque extrémité d'un muscle à un os. Les ligaments entourent les articulations et relient les os entre eux. Les bourses séreuses sont des sacs remplis de liquide et elles sont situées aux endroits où se produit de la friction. Elles servent d'amortisseur entre les structures. Toutes ces composantes peuvent être blessées.

La *foulure* implique soit une élongation, soit un déchirement d'un ligament, le tissu élastique qui relie les os les uns aux autres. La gravité des symptômes dépend de l'étendue des dommages. Les symptômes peuvent inclure la douleur, un bruit sec ou un claquement au moment où se produit la blessure, de l'inflammation avec de la douleur, de l'enflure et l'accumulation de fluides dans la région concernée, ainsi qu'une incapacité de mettre du poids sur le membre affecté. Une *entorse* est le résultat d'une déchirure partielle ou complète du muscle.

La *tendinite* est l'inflammation d'un tendon, les cordes fibreuses qui attachent les muscles aux os. Les tendons de la main sont particulièrement sujets à l'inflammation. Le « doigt à ressort », quand le tendon du doigt devient enflammé et que son mouvement « accroche » (et cause souvent un claquement), est un type courant de tendinite. Le tendon d'Achille, dans le talon, et les tendons de la coiffe des rotateurs (épaule) sont également des endroits susceptibles de souffrir d'une tendinite. Ceux qui souffrent d'arthrite rhumatoïde, de sclérodermie ou de goutte peuvent aussi développer une inflammation dans les gaines enveloppant les tendons, ce qui cause une douleur terrible et entrave la mobilité.

Une *blessure à un ménisque* (genou) implique une déchirure du ménisque. Le genou émet un son de claquement lorsqu'il est blessé. Cela peut être extrêmement douloureux et il peut y avoir accumulation de liquide dans le genou. Une blessure du ménisque accompagne souvent une foulure grave.

L'*ostéochondrite disséquante* (OCD) survient lorsqu'un morceau d'os ou de cartilage s'affaiblit ou se détache de l'extrémité d'un os. L'OCD est fréquente chez les adolescents dont les os continuent de croître. Les symptômes incluent la douleur, l'enflure, la raideur, ou un son de claquement ou d'accrochage dans l'articulation.

La *chondromalacie* survient lorsque le cartilage du genou devient mou. Ceci peut résulter d'une surutilisation (fréquente chez les coureurs), d'une blessure ou de la faiblesse des muscles soutenant le genou. La douleur en montant une pente ou des escaliers est le principal symptôme de cette maladie.

La bursite survient lorsque la bourse séreuse se remplit d'un excédent de fluide. L'enflure, la sensibilité ou la douleur sont les principaux symptômes, et la région concernée peut être chaude au toucher.

CAUSES

La surutilisation, les blessures et le fait de négliger le réchauffement avant de faire de l'exercice ou des activités répétitives sont les causes les plus fréquentes des blessures aux articulations, aux muscles et aux tendons. La maladie, incluant la goutte, l'arthrite et plusieurs maladies auto-immunes, est également associée à cette inflammation et aux dommages à ces structures importantes du corps.

PRESCRIPTIONS SANTÉ

Nutriment	Posologie	Action
Celadrin^{MD}	Comprimés ou capsules : 1 500 mg par jour. Capsules molles : 1 050 mg par jour. Crème : appliquez deux fois par jour si la peau est intacte.	Réduit l'enflure et la douleur; améliore la mobilité articulaire; est un puissant anti-inflammatoire.
Multivitamines avec minéraux	Tel qu'indiqué.	Pour assurer un soutien adéquat en nutriments.
Arnica (homéopathique)	30C toutes les 15 minutes pendant une à quatre heures après une blessure. Par la suite, prendre une dose toutes les 24 heures jusqu'à la guérison.	Réduit la douleur et l'inflammation; accélère la guérison.
Enzymes (Zymactive^{MD})	1 ou 2 comprimés à jeun, entre les repas, trois fois par jour.	Réduit l'inflammation; accélère la guérison.

TRUCS SANTÉ POUR FACILITER LA GUÉRISON

■ Pendant les premières 24 heures, n'appliquez ni chaleur, ni massage en profondeur dans la région de la blessure.

■ Si vous vous êtes blessé, ne buvez pas d'alcool, car cela favorise le saignement et les ecchymoses, tout en compromettant le processus de guérison.

■ Une combinaison de repos, de glace, de compression et d'élévation, connue sous le nom de « thérapie R.I.C.E. » (Rest,

Ice, Compression, Elevation) devrait être appliquée dans les 48 heures de la blessure. Restez au repos pour vous assurer de ne pas aggraver votre état; mettez de la glace sur la région touchée pour réduire la douleur, l'enflure et l'inflammation; exercez une compression pour réduire l'enflure et les ecchymoses ou le saignement; et élevez la région atteinte pour réduire encore plus l'enflure et éloigner les fluides de la région blessée. Assurez-vous d'élever la blessure au-dessus du niveau de votre cœur. Prenez des oreillers, étendez-vous et reposez-vous.

- Pour prévenir les brûlures de froid, n'appliquez jamais la glace directement sur la peau : enveloppez-la dans une serviette humide et appliquez-la pendant 20 minutes toutes les 2 heures jusqu'à ce que l'enflure ait diminué. N'appliquez pas de glace si vous souffrez du syndrome de Raynaud (voyez les sections *Maladie de Raynaud* ou *Sclérodermie*).

- Si la peau est intacte, utilisez une crème anti-inflammatoire comme Celadrin ou une crème homéopathique, incluant l'arnica ou Traumeel, tel qu'indiqué.

- Cessez les activités répétitives. Si vous utilisez un ordinateur, assurez-vous que le clavier et la souris soient à la bonne hauteur pour éviter l'hyperextension des muscles et ligaments.

AUTRES RECOMMANDATIONS

- Buvez 8 à 10 verres d'eau pure, propre et filtrée chaque jour afin de vous assurer que vos articulations et vos muscles seront bien hydratés.

- Effectuez toujours des exercices d'étirement avant de faire de l'exercice, afin d'étirer les muscles pour qu'ils se contractent de façon plus efficace durant l'exercice. Effectuez 3 à 10 minutes d'exercice lent comme la marche ou le vélo stationnaire avant vos exercices aidera à vous protéger contre les blessures.

- Faites du yoga. Il a été démontré que le yoga est efficace pour réduire la douleur et l'inflammation.

Psoriasis

Le psoriasis est une maladie de peau très courante, caractérisée par une production rapide de cellules de peau, ce qui entraîne une congestion des cellules à la surface de la peau. Le cycle de vie normal d'une cellule de peau est de 28 jours, mais les cellules produites par le psoriasis vieillissent jusqu'à mille fois plus rapidement que celles d'une peau saine. Le psoriasis peut aussi causer une forme d'arthrite inflammatoire appelée rhumatisme psoriasique. Plus de 7 millions de Nord-Américains souffrent de psoriasis, et la maladie apparaît en général à la fin de la vingtaine. Selon la National Psoriasis Foundation, 56 millions d'heures de productivité sont perdues chaque année aux États-Unis à cause du psoriasis. Le traitement coûte 1,6 à 3,2 G$ US chaque année.

SYMPTÔMES

Des plaques soulevées de squames ou d'écailles rouges avec du blanc apparaissent sur le torse, les coudes, les genoux, les jambes, le dos, les bras et le cuir chevelu. Lorsqu'il atteint le cuir chevelu, le psoriasis peut favoriser la perte de cheveux. Chez certaines personnes, les ongles peuvent devenir ternes, striés ou grêlés et peuvent s'écarter du lit de l'ongle. Le psoriasis fluctue entre des périodes d'inflammation et de rémission et on en reconnaît trois formes : doux, modéré ou grave. Si la peau devient trop endommagée, il peut y avoir perte de fluide, infections bactériennes et incapacité de régler la température du corps. Environ 400 personnes meurent chaque année du psoriasis. Cette maladie a également des ramifications psychologiques, car les gens peuvent avoir honte, être embarrassés, vivre du rejet social ou encore de la colère à cause d'un manque de compréhension de leurs pairs. Cet aspect psychologique peut affecter les relations interpersonnelles de façon significative.

Le rhumatisme psoriasique, semblable à l'arthrite rhumatoïde, est parfois présent chez les victimes du psoriasis et il est très difficile à traiter. On y retrouve douleur, raideur du matin, enflure, réduction de l'amplitude des mouvements, trous ou crevasses sur les ongles, fatigue et rougeur des yeux (conjonctivite). Dans les cas les plus graves, cela peut entraîner une difformité des articulations et de la colonne vertébrale. Difficile à diagnostiquer chez les personnes dont les symptômes sont subtils, on croit qu'entre 10 et 30 % des personnes atteintes de psoriasis développeront également un rhumatisme psoriasique. Il apparaît habituellement entre 30 et 50 ans.

CAUSES

La cause du psoriasis est inconnue, mais deux théories émergent : celle de la maladie auto-immune et celle du « superantigène » bactérien. D'un côté comme de l'autre, il y a un pépin dans le système immunitaire qui dit au corps de produire plus de cellules de peau. Le système immunitaire est souvent surstimulé, favorisant les cytokines inflammatoires dans les cellules de peau. Il se peut également que le système immunitaire, après une infection virale ou bactérienne, soit « programmé » pour attaquer la peau.

Une mauvaise alimentation, une digestion incomplète des protéines, un régime incluant une quantité excessive de gras animal, une toxémie intestinale, un mauvais fonctionnement du foie, un superantigène ou une grande consommation d'alcool sont des déclencheurs courants des poussées de psoriasis. À ceux-là s'ajoutent notamment les réactions à un médicament, le stress, les coups de soleil, la maladie, une blessure, la nervosité ou une chirurgie.

PRESCRIPTIONS SANTÉ

Nutriment	Posologie	Action
Multivitamines avec minéraux	Tel qu'indiqué.	Fournit un soutien adéquat en nutriments.
Celadrin^{MD}	Comprimés ou capsules : 1 500 mg par jour. Capsules molles : 1 050 mg par jour. Crème : si la peau n'est pas brisée, appliquez deux fois par jour.	Puissant anti-inflammatoire; inhibe l'inflammation.
Huile de poisson (qualité pharmaceutique)	3 000 mg par jour.	Anti-inflammatoire; favorise la rémission des symptômes de psoriasis.
Graines de lin moulues à haute teneur en lignane	1 ou 2 c. à thé par jour.	Améliore le fonctionnement des intestins; réduit la toxicité intestinale.
Vitamine D	1 000 UI par jour.	Réduit les facteurs immuns favorisant l'inflammation de la peau.
Chardon-Marie	100 mg, trois fois par jour.	Protège le foie; nettoie le sang.
Tisane de consoude officinale ou d'ortie	Appliquez sur la tête comme rinçage quotidien.	Détache les squames; guérit le psoriasis du cuir chevelu.

TRUCS SANTÉ POUR FACILITER LA GUÉRISON

■ Pour les personne souffrant de *rhumatisme psoriasique*, voyez les recommandations pour l'*arthrite*. Voyez également la section *Maladies intestinales*.

■ Évitez les gras saturés, car ils favorisent les poussées de psoriasis. Adoptez un régime alimentaire axé sur les aliments naturels complets comme les légumineuses, les produits de soya, les fruits et légumes frais, le poisson, les huiles et matières grasses saines, ainsi que les graines et les noix. Optez pour des aliments riches en vitamine E (huiles pressées à froid, noix, œufs, gruau, riz brun, farine de maïs, haricots secs et légumes verts feuillus) et en vitamine C (oignons, feuilles de rutabaga, poivrons, raisins de Corinthe, asperges, choux de Bruxelles). Évitez la viande, et mangez plutôt des poissons d'eau froide comme le saumon, le flétan de l'Atlantique et le maquereau.

■ Il est essentiel de réduire le stress; 39 % des personnes atteintes de psoriasis rapportent que le stress est à l'origine de leur maladie.

■ Éliminez la caféine, le sucre et l'alcool.

■ Ne prenez pas de produits pour renforcer l'immunité qui accroissent l'efficacité des macrophages, car cela pourrait causer une inflammation de la peau.

■ Améliorez la digestion. Des études ont permis d'observer que ceux qui font du psoriasis ont un taux d'acide chlorhydrique faible. Si vous soupçonnez que vous manquez d'acides gastriques, prenez une capsule (600 mg) d'acide chlorhydrique avant un gros repas. Si les symptômes s'aggravent, cessez d'en prendre – vous ne manquez pas d'acides gastriques. Si vous ne voyez pas de différence ou que vous vous sentez mieux, prenez une capsule de plus au repas suivant. Continuez d'augmenter la dose jusqu'à un maximum de sept capsules ou jusqu'à ce que vous sentiez une chaleur dans votre estomac. Si vous sentez cette chaleur, diminuez la dose en revenant au nombre de capsules que vous preniez avant de commencer à ressentir cette chaleur. Utilisez moins de capsules pour les repas plus petits.

AUTRES RECOMMANDATIONS

■ Prenez un peu de soleil. Le psoriasis semble diminuer durant les mois d'été et l'on croit que cela pourrait être dû aux rayons UV.

■ Les allergies et les sensibilités alimentaires sont fréquentes chez les personnes atteintes de psoriasis. Écrivez un journal alimentaire et inscrivez-y tout ce que vous mangez pour voir s'il y a augmentation de vos symptômes ou de leur intensité après avoir mangé certains aliments. Demandez qu'on vous réfère à un spécialiste en allergologie et faites-vous tester pour identifier vos déclencheurs. Certaines allergies ne peuvent être détectées qu'à l'aide du test ELISA (« Enzyme-Linked ImmunoSorbent Assay »). Une fois que vous saurez à quoi vous êtes allergique, évitez ces allergènes. Vous devriez aussi faire faire les tests pour identifier vos allergies environnementales.

■ Essayez les traitements naturels qui offrent une alternative aux crèmes de corticostéroïdes, comme la crème Celadrin ou des onguents contenant de la capsaïcine, de la réglisse, de la camomille et de l'huile d'onagre. Botanical Therapeutics fait un excellent shampooing et revitalisant pour les personnes ayant un psoriasis du cuir chevelu.

■ Offrez-vous un sauna ou un bain de vapeur.

Maladie de Raynaud

La maladie de Raynaud affecte le système circulatoire en provoquant une constriction des artères dans les doigts et les orteils, ce qui entraîne des spasmes ainsi qu'une décoloration de la peau. Elle peut aussi affecter les oreilles et le nez. Elle est plus fréquente chez les femmes, qui en sont atteintes neuf fois plus souvent que les hommes. La maladie de Raynaud commence habituellement au début de l'adolescence et s'accentue au cours des 30 années suivantes. Lorsque la cause de la maladie est connue (comme l'auto-immunité, les engelures ou des complications chirurgicales), on l'appelle *syndrome de Raynaud*.

SYMPTÔMES

Un stress émotionnel ou l'exposition au froid (même seulement toucher quelque chose de froid comme une porte de réfrigérateur) peut déclencher une crise. Il y a une sensation de fourmillement dans les extrémités qui, privées d'oxygène, tournent au blanc ou au bleu. Dans la région touchée, le manque de sang pendant de longues périodes, que l'on voit souvent dans la sclérodermie, peut provoquer des lésions de la peau, des infections aux ongles ou des dommages aux tissus en raison du manque de nutriments. Il faut donc s'assurer d'encourager la circulation sanguine. La gangrène est une conséquence rare mais possible de cette affection.

CAUSES

On croit que la maladie de Raynaud est héréditaire. Le syndrome de Raynaud, quant à lui, peut être provoqué par une thyroïde faible, un stress émotionnel, le tabagisme, la caféine, les carences nutritionnelles et une réaction à des médicaments tels que les bêta-bloquants, les décongestionnants, les contraceptifs oraux, et les produits contre la migraine. L'environnement ou les risques occupationnels – comme le fait de travailler dehors et l'exposition aux produits chimiques comme le polychlorure de vinyle (PVC) –, constituent d'autres déclencheurs. Les personnes qui utilisent des outils vibrants peuvent constater que le syndrome est irréversible et persiste même après qu'ils aient cessé de travailler avec ces outils. Lorsque la maladie ou le syndrome de Raynaud est associé au lupus, à l'arthrite rhumatoïde, à la sclérodermie ou au syndrome de Sjögren, les symptômes sont beaucoup plus graves.

PRESCRIPTIONS SANTÉ

Nutriment	Posologie	Action
Multivitamines avec minéraux	Tel qu'indiqué.	Réduit le stress; améliore le métabolisme et la production d'énergie; prévient les carences nutritionnelles.
Celadrin^{MD}	Comprimés ou capsules : 1 500 mg par jour. Capsules molles : 1 050 mg par jour. Crème : si la peau est intacte, appliquez deux fois par jour.	Puissant anti-inflammatoire; assure la régulation des facteurs immuns qui favorisent l'inflammation.

Nutriment	Posologie	Action
Hexaniacinate d'inositol (niacine sans effet de rougeur)	1 000 mg trois fois par jour.	Plusieurs études portant sur des sujets humains ont montré moins de crises après l'exposition au froid et une amélioration de la circulation dans les doigts et les orteils.
Vitamine E	400 UI, deux fois par jour.	Favorise la circulation.
Magnésium	500 mg par jour.	Des études montrent une réduction des réactions aux froid.
Huile d'onagre	3 000 mg par jour, en doses fractionnées.	Réduit le temps de réaction au froid; réduit les crises.
Huile de poisson (qualité pharmaceutique)	3 000 mg par jour, en doses fractionnées.	Réduit les crises et les réactions au froid.
Ginkgo biloba	120 mg par jour.	Améliore la circulation.
Marron d'Inde	Tel qu'indiqué.	Améliore la circulation.

TRUCS SANTÉ POUR FACILITER LA GUÉRISON

- Très important : éliminez la caféine de votre alimentation : elle provoque une constriction des vaisseaux sanguins.
- Cessez de fumer et évitez de vous exposer à la fumée secondaire. La nicotine provoque une constriction des vaisseaux sanguins.

AUTRES RECOMMANDATIONS

- Habillez-vous toujours chaudement et évitez de vous exposer au froid. Prenez des bains de pieds tièdes ou couchez-vous avec les jambes enveloppées de linges chauds.
- Utilisez Celadrin, de l'huile de bourrache ou de l'huile d'onagre comme crème de massage pour vos doigts et vos orteils. Massez tous les soirs pendant 2 à 3 minutes.
- Reposez-vous suffisamment et réduisez votre niveau de stress. Gardez une attitude positive. Faites des exercices de respiration

profonde, et pratiquez le biofeedback, la visualisation et d'autres thérapies susceptibles de calmer le corps.
- Faire de l'exercice régulièrement est bienfaisant pour augmenter la circulation. Incorporez de nouvelles activités dans votre vie. Faites balancer vos bras régulièrement ou faites des rotations avec vos bras, par en avant et par en arrière.
- Il est très important d'éliminer la possibilité d'allergies alimentaires. Écrivez un journal alimentaire et inscrivez-y tout ce que vous mangez pour voir si vos symptômes ou leur intensité augmentent après avoir mangé certains aliments. Demandez qu'on vous réfère à un spécialiste en allergologie et faites-vous tester pour identifier vos déclencheurs. Certaines allergies ne peuvent être détectées qu'à l'aide du test ELISA (« Enzyme-Linked ImmunoSorbent Assay »). Une fois que vous saurez à quoi vous êtes allergique, évitez ces allergènes. Vous devriez également faire faire les tests pour identifier vos allergies environnementales.
- Demandez à votre médecin de vérifier si vous faites de l'hypothyroïdie.

Sclérodermie

La sclérodermie généralisée, ou sclérose systémique progressive, est une maladie auto-immune caractérisée par un durcissement et une cicatrisation de la peau. La dégénérescence chronique du tissu conjonctif peut aussi s'observer dans divers systèmes viscéraux, incluant les systèmes rénal, pulmonaire, cardiaque et gastro-intestinal. La sclérodermie est hautement individualiste, allant de bénigne à très grave ou même fatale. Elle est invisible lorsqu'elle affecte les organes et très visible lorsqu'elle affecte la peau. Quatre fois plus de femmes que d'hommes en sont affectées, et elle frappe en général après l'âge de 25 ans. Les jeunes femmes afro-américaines ont un risque élevé de développer la sclérodermie.

Le syndrome CREST est une sclérose bénigne de la peau, principalement limitée aux doigts. Elle provoque des dépôts calciques dans la peau et partout dans le corps. La maladie de Raynaud, où les extrémités comme les doigts, les orteils, les oreilles ou le nez deviennent blancs, est fréquente. L'hypertension peut aussi survenir.

Dans la sclérodermie, le système immunitaire est dysfonctionnel. On y observe aussi des auto-anticorps et une activation immunitaire excessive par les cytokines inflammatoires, en particulier l'interleukine-6 et l'interleukine-1. Les macrophages sont également trop actifs.

SYMPTÔMES

Au début, la peau durcit et s'épaissit. Ensuite, elle devient tendue, luisante et de plus en plus douloureuse. Les tissus se calcifient. La peau des doigts et des orteils durcit. Cela peut affecter de grandes surfaces de peau ou seulement les doigts. Il peut y avoir une difficulté à avaler et des maux de cœur, en particulier lorsque la partie inférieure de l'œsophage est atteinte. Les articulations deviennent raides et douloureuses. La fatigue, une faiblesse générale et une perte de poids ne sont pas rares, en raison d'une mauvaise absorption due aux dommages intestinaux. À un certain moment, la peau devient si dure que le processus s'arrête et même si le mouvement peut être quelque peu restreint, ce n'est généralement pas invalidant. Si, cependant, la maladie affecte le cœur et les reins, elle peut être fatale. Sept patients sur dix meurent au cours des sept premières années suivant un diagnostic de sclérodermie grave.

CAUSES

La sclérodermie survient lorsqu'il y a des spasmes dans les artères fournissant le sang aux régions affectées et qu'il y a une formation anormale de collagène. Les facteurs environnementaux constituent une clef du développement de la sclérodermie, et cela est mis en évidence par le fait que l'on trouve des anticorps associés à la sclérodermie chez le conjoint de la personne affectée. L'ingestion d'huile à salade (huile de colza) contaminée, de même que l'exposition à des solvants comme le benzène, des composés chimiques comme le polychlorure de vinyle (PVC) et la silicone sont des déclencheurs de premier plan. Le syndrome éosinophilie-myalgie tryptophane (SEMT), causé par l'ingestion de L-tryptophane contaminé, a eu pour conséquence une sclérodermie chez plusieurs des victimes du SEMT. Les blessures aux mains et aux bras dues aux vibrations d'équipements comme le marteau perforateur peuvent aussi causer une sclérodermie. Il est également clair qu'un système immunitaire surstimulé est impliqué dans la sclérodermie.

PRESCRIPTIONS SANTÉ

Les recommandations qui suivent mettent l'accent sur l'interruption du processus d'auto-immunité, l'augmentation de la circulation dans la peau et la régulation de la synthèse du collagène. Si vous souffrez également du lupus, voyez la section *Lupus érythémateux disséminé* pour plus d'information.

Nutriment	Posologie	Action
Multivitamines avec minéraux	Tel qu'indiqué.	Fournit une base solide de nutriments qui soutiennent le développement des muscles, du cartilage et des os; aide à soutenir une fonction immunitaire saine; assure la régulation des facteurs inflammatoires. Aide également à la synthèse du collagène (la substance collante du cartilage) et réduit la douleur.

Nutriment	Posologie	Action
Celadrin^MD	Comprimés ou capsules : 1 500 mg par jour. Capsules molles : 1 050 mg par jour. Crème : appliquez deux fois par jour.	Réduit l'enflure et la douleur; améliore la mobilité articulaire; inhibe l'inflammation et la destruction articulaires.
PABA (acide p-aminobenzoïque) (la forme utilisée dans les études était le sel potassique du PABA, appelé Potaba)	Des doses de 10 g par jour ont été utilisées pour la recherche.	Adoucit la peau; augmente la mobilité de la peau; augmente le taux de survie. Ne pas prendre si vous souffrez de vitiligo.
Hexaniacinate d'inositol (niacine sans rougeur)	1 000 mg, trois fois par jour.	Réduit les crises après une exposition au froid; améliore la circulation dans les doigts et les orteils.
Vitamine E	200 à 400 UI, deux fois par jour.	Favorise la circulation.
Magnésium	200 mg, trois fois par jour.	Puissant anti-inflammatoire.
AGL provenant de l'huile d'onagre (rechercher une sorte sans hexane) ou de l'huile de bourrache	1 000 à 2 000 mg, trois fois par jour.	Réduit les crises; soulage la douleur.
Huile de poisson (qualité pharmaceutique)	3 000 mg par jour.	Puissant anti-inflammatoire; important pour le fonctionnement de la membrane cellulaire.

TRUCS SANTÉ POUR FACILITER LA GUÉRISON

- Éliminez la caféine de votre alimentation : elle provoque une constriction des vaisseaux sanguins.
- Évitez la viande et mangez plutôt du poisson. Éliminez le sucre et l'alcool de votre alimentation.
- Cessez de fumer et évitez de vous exposer à la fumée secondaire. La nicotine provoque une constriction des vaisseaux sanguins.

AUTRES RECOMMANDATIONS

■ Éliminez la possibilité que vous souffriez d'allergies. Écrivez un journal alimentaire et inscrivez-y tout ce que vous mangez pour voir si vos symptômes ou leur intensité augmentent après avoir mangé certains aliments. Demandez qu'on vous réfère à un spécialiste en allergologie et faites-vous tester pour identifier vos déclencheurs. Certaines allergies ne peuvent être détectées qu'à l'aide du test ELISA (« Enzyme-Linked ImmunoSorbent Assay »). Une fois que vous saurez à quoi vous êtes allergique, évitez ces allergènes. Vous devriez également faire faire les tests pour identifier vos allergies environnementales.

■ Réduisez votre niveau de stress.

■ Assurez-vous que vous ne souffrez pas d'une carence en acide chlorhydrique et prenez des enzymes digestives.

Faits Santé

Une étude a été menée sur quatre patients atteints de sclérose systémique progressive depuis au moins 5 ans et au plus 13 ans, afin de déterminer les effets de l'AGL. Après une année à recevoir un gramme d'AGL par jour, les quatre disaient ressentir un soulagement de leur douleur et affichaient une amélioration de la texture de la peau et des parois capillaires, et leurs ulcères étaient guéris. Dans leur conclusion, les chercheurs ont suggéré que six grammes par jour serait une posologie plus bénéfique.

Syndrome de Sjögren

Syndrome de Sjögren (prononcer « chogrènn »), aussi appelé syndrome de Gougerot-Sjögren, est une maladie auto-immune ou une maladie inflammatoire chronique qui entraîne une sécheresse excessive des yeux et des muqueuses du corps. Le système immunitaire attaque les glandes qui produisent les substances nécessaires à l'hydratation, ce qui entraîne infection, inflammation ou ulcères de la cornée. Le syndrome de Sjögren peut être une maladie principale ou apparaître en conjonction avec d'autres maladies auto-immunes comme l'arthrite rhumatoïde et le lupus. Entre deux et quatre millions d'Américains en sont victimes. Neuf personnes sur dix ayant le syndrome de Sjögren sont des femmes, dont l'âge se situe principalement entre 40 et 50 ans.

SYMPTÔMES

En tant que maladie principale, le syndrome de Sjögren se caractérise par une incapacité pour les yeux d'avoir des larmes. Les yeux donnent l'impression d'être sableux et ils sont douloureux et sensibles à la lumière, à la fumée et aux émanations gazeuses. Les autres régions du corps qui peuvent être affectées sont les glandes salivaires, le nez, la peau et le vagin. Les muqueuses qui tapissent le tractus gastro-intestinal et la trachée peuvent s'assécher et devenir douloureuses, irritées et sujettes aux infections. La péricardite, ou inflammation de l'enveloppe du cœur, peut être l'un des symptômes graves du syndrome de Sjögren.

Lorsque le syndrome de Sjögren est secondaire à une maladie auto-immune, la sécheresse de la bouche est significativement moins présente, et les symptômes s'étendent à d'autres régions du corps. Il peut y avoir de la raideur le matin et des douleurs musculaires et articulaires, une toux sèche ou d'autres problèmes des voies respiratoires, de la nausée, de l'indigestion et une gastrite, une maladie rénale, de l'inflammation des vaisseaux sanguins, des problèmes nerveux (en particulier dans le visage), des allergies et des lymphomes non hodgkiniens. La fatigue peut être débilitante.

Les symptômes peuvent aller de doux à suffisamment graves pour diminuer la qualité de vie. Certaines personnes peuvent entrer en rémission tandis que d'autres verront leur état rester inchangé ou même s'aggraver. Le syndrome de Sjögren peut se développer à partir d'une maladie auto-immune bénigne et devenir une maladie lymphoïde maligne (lymphomes non hodgkiniens, cancer).

CAUSES

Le syndrome de Sjögren est une maladie auto-immune dans laquelle le système immunitaire détruit les glandes exocrines (les glandes qui sécrètent des fluides) et peut aller jusqu'à prendre la forme d'une attaque systémique touchant plusieurs organes. On ne sait pas ce qui cause le syndrome de Sjögren, mais l'hérédité pourrait y jouer un rôle; on soupçonne également les hormones féminine et les infections virales, en particulier les rétrovirus et les virus herpétiques (cytomégalovirus, Epstein-Barr et herpès de type 6). Les déclencheurs du syndrome de Sjögren incluent des dommages aux artères ou aux nerfs du visage, des allergies alimentaires ou environnementales, des carences nutritionnelles, le port de lentilles cornéennes et le tabagisme ou la consommation de marijuana.

PRESCRIPTIONS SANTÉ

Les personnes ayant une maladie auto-immune ne devraient pas prendre de produits pour renforcer l'immunité car ceux-ci pourraient surstimuler l'activité des lymphocytes B, favorisant ainsi la production d'auto-anticorps. Les produits qui stimulent l'immunité, lorsqu'on les prend à long terme, peuvent accroître la fonction des macrophages et favoriser les cytokines inflammatoires. La Commission E allemande, institution des plus respectées en phytothérapie (thérapie par les plantes), ne recommande pas l'échinacée pour les personnes souffrant de maladies auto-immunes.

Nutriment	Posologie	Action
Multivitamines avec minéraux	Tel qu'indiqué.	Fournit une base solide de nutriments qui soutiennent le développement des muscles, du cartilage et des os; aide à soutenir une fonction immunitaire saine; assure la régulation des facteurs inflammatoires. Aide également à la synthèse du collagène (la substance collante du cartilage) et réduit la douleur.
Celadrin^{MD}	Comprimés ou capsules : 1 500 mg par jour. Capsules molles : 1 050 mg par jour.	Puissant anti-inflammatoire; inhibe l'inflammation.
Myrtille	100 mg, deux fois par jour.	Améliore la circulation dans les yeux.
Complexe B à dosage élevé	2 capsules par jour, avec les repas.	Nécessaire pour le métabolisme et la fonction immunitaire.
Vitamine C	1 000 mg, deux fois par jour.	Règle l'immunité; combat le stress.
Vitamine E	100 UI par jour.	Réduit les symptômes; améliore la production de larmes.
Huile de poisson (qualité pharmaceutique)	3 000 mg par jour.	Anti-inflammatoire; assure la régulation de l'IL-1 et de l'IL-6; augmente la quantité de larmes.
AGL tiré de l'huile d'onagre ou de l'huile de bourrache.	1 g, 3 fois par jour.	Réduit la récurrence et les rechutes; assure un fonctionnement adéquat des lymphocytes T suppresseurs; anti-inflammatoire.

TRUCS SANTÉ POUR FACILITER LA GUÉRISON

- Les personnes souffrant du syndrome de Sjögren ne devraient jamais prendre d'antihistaminiques ni de diurétiques.
- Cessez de fumer du tabac et de la marijuana et évitez l'exposition à la fumée secondaire.
- Éliminez de votre alimentation alcool, sucre, sel et caféine car il contribuent tous à la déshydratation.
- Sucez des pastilles de xylitol ou de la gomme à mâcher (sans sucre) pour aider les muqueuses de la bouche à s'hydrater.

AUTRES RECOMMANDATIONS

- Éliminez la possibilité que vous souffriez d'allergies. Écrivez un journal alimentaire et inscrivez-y tout ce que vous mangez pour voir si vos symptômes ou leur intensité augmentent après avoir mangé certains aliments. Demandez qu'on vous réfère à un spécialiste en allergologie et faites-vous tester pour identifier vos déclencheurs. Certaines allergies ne peuvent être détectées qu'à l'aide du test ELISA (« Enzyme-Linked ImmunoSorbent Assay »). Une fois que vous saurez à quoi vous êtes allergique, évitez ces allergènes. Vous devriez également faire faire les tests pour identifier vos allergies environnementales.
- Les gouttes pour les yeux de Weleda, soit Euphrasia D3, soit Gencydo 1 %, soit Cineraria Maritima D3, sont extrêmement bienfaisantes pour les personnes ayant les yeux secs.
- Réduisez votre niveau de stress.
- Le manque de salive crée une vulnérabilité aux infections bactériennes dans la bouche. Vous devriez adopter une bonne hygiène personnelle et buccale, et obtenir ou effectuer des soins dentaires préventifs pour réduire la gravité des symptômes. Allez vous chercher une brosse à dent électrique et utilisez-la au moins deux fois par jour. Utilisez un rince-bouche qui contient des plantes calmantes et de l'aloès. Mâchez de la gomme au xylitol pour prévenir les caries dentaires et pour aider à hydrater la bouche.

■ Si vous avez un problème de sécheresse vaginale, utilisez un lubrifiant à base d'eau (et non d'huile).

■ Évitez les climats secs et venteux, l'air climatisé, la poussière et la fumée. Gardez vos yeux humides à l'aide d'un humidificateur.

■ Si vous avez une autre maladie auto-immune, lisez la section correspondante ainsi que les trucs qui s'y trouvent sur la façon de soulager ces symptômes.

Lupus érythémateux disséminé

Le lupus érythémateux disséminé (LED), généralement connu sous le simple nom de lupus, est une forme dévastatrice d'arthrite. C'est une maladie auto-immune où le système immunitaire attaque le tissu conjonctif et affecte principalement la peau, les articulations, le sang et les reins. Le lupus peut apparaître soudainement ou se développer pendant un certain nombre d'années. Le plus souvent, il frappe des enfants et des femmes de moins de 40 ans. De fait, entre 10 et 15 fois plus de femmes que d'hommes en sont atteintes.

Il y a trois types de lupus. Le lupus érythémateux discoïde affecte seulement la peau. Dix pour cent des victimes de cette forme de lupus finissent par développer un LED, quoique l'on croie que ces personnes avaient probablement le LED, avec comme premier symptôme un lupus érythémateux discoïde. Le LED implique la peau, les articulations et les organes et c'est le type de lupus auquel on fait généralement référence lorsqu'on parle de « lupus ». Le troisième type est le lupus médicamenteux (induit par les médicaments).

Le lupus est souvent un état chronique, avec des crises épisodiques et des périodes de rémission. Pour d'autres personnes, le lupus sera une maladie pouvant être fatale lorsque les poumons, les reins ou le cœur sont attaqués par les anticorps.

SYMPTÔMES

Il y a un certain nombre de marqueurs du lupus. Pour le lupus érythémateux discoïde, une irritation sur le cou ou le visage et, dans les cas graves, des symptômes de LED peuvent être présents. Les caractéristiques du LED sont des irritations discoïdes ou en forme de papillon, comme un masque, sur le nez et les joues; des douleurs arthritiques dans les articulations et les muscles; des ulcères dans la bouche; une sensibilité à la lumière et une aggravation des symptômes lors d'une exposition à la lumière; la sécheresse des yeux et de la bouche; une fatigue extrême; un affaiblissement du système nerveux; des dommages aux reins, détectables par une analyse d'urine; une inflammation du péricarde (enveloppe du cœur) ou de la plèvre (enveloppe des poumons); des taux faibles de globules rouges et de certains globules blancs; ainsi que des taux élevés de divers anticorps.

Les victimes du lupus ont tendance à être sensibles à la lumière du soleil et leurs symptômes s'emballent et s'apaisent à des intervalles irréguliers. Une irritation en forme de papillon qui couvre nez est très courante. Les signes qu'une crise approche incluent une enflure des ganglions et des articulations enflées, douloureuses et enflammées. Il peut aussi y avoir de la fièvre, des maux de tête, des ulcères de la bouche, une cystite interstitielle, de la faiblesse, de l'urticaire, la perte de cheveux et la perte de poids. Après un épisode, des cicatrices peuvent rester sur la peau.

CAUSES

La véritable cause du lupus est toujours inconnue, mais les chercheurs ont découvert une variété de conditions qui semblent contribuer à son apparition ou provoquer des attaques. Les infections bactériennes ou virales sont les principaux suspects. Comme les femmes sont les plus affectées, et de loin, cela suggère également un lien avec un excès d'œstrogènes ou une carence en androgènes (DHEA), deux facteurs qui déclenchent l'auto-immunité. Les chercheurs étudient également la radiation ultraviolette et ses effets sur la maladie clinique de la peau que l'on observe dans le lupus.

D'autres facteurs sont également communément associés à un système immunitaire faible et avec le lupus : le stress, les problèmes digestifs dus à une faible acidité de l'estomac, la fatigue, la vaccination, les allergies alimentaires ou environnementales (incluant l'empoisonnement aux métaux toxiques et les teintures pour les cheveux), et les prédispositions innées.

Certains médicaments, incluant l'hydralazine, la procaïnamide et les bêtabloquants, sont responsables de la création de ce qu'on appelle le lupus médicamenteux, qui disparaît lorsque la personne cesse de prendre ces médicaments.

PRESCRIPTIONS SANTÉ

Les médicaments stéroïdiens, incluant la prednisone, les médicaments immunosuppresseurs (incluant le méthotrexate et les AINS) sont souvent utilisés pour contrôler le LED. *N'arrêtez pas de prendre vos médicaments. Les recommandations qui suivent doivent être mises en application en conjonction avec votre médication.* Après avoir suivi ce programme pendant six semaines, demandez à votre médecin de vérifier vos auto-anticorps, car il se pourrait qu'il doive réduire la posologie de vos médicaments. Les taux d'auto-anticorps devraient ensuite être revérifiés après trois et six mois.

Nutriment	Posologie	Action
Multivitamines avec minéraux	Tel qu'indiqué.	Fournit une base solide de nutriments qui soutiennent le développement des muscles, du cartilage et des os; aide à soutenir une fonction immunitaire saine; assure la régulation des facteurs inflammatoires. Aide également à la synthèse du collagène (la substance collante du cartilage) et réduit la douleur.
Celadrin^{MD}	Comprimés ou capsules : 1 500 mg par jour. Capsules molles : 1 050 mg par jour. Crème : appliquez deux fois par jour.	Réduit l'enflure et la douleur; améliore la mobilité articulaire; inhibe l'inflammation et la destruction articulaires.
Complexe B de haute concentration, avec acide folique	2 capsules par jour.	Réduit le stress; améliore le métabolisme; abaisse les taux d'homocystéine, diminuant ainsi le risque d'athérosclérose prématurée.
DHEA	200 mg par jour; utiliser sous la surveillance de votre médecin si votre taux de DHEA est faible.	Réduit les symptômes; pourrait réduire le besoin de prednisone.
Bifidobacterium longum BB536	Tel qu'indiqué.	Améliore la flore intestinale pour aider la digestion.
Huile de poisson (qualité pharmaceutique)	3 000 mg par jour.	Réduit ou prévient la douleur et l'inflammation; peut ralentir la progression des maladies auto-immunes.
Enzymes (Zymactive^{MD})	1 ou 2 capsules, à jeun, entre les repas, trois fois par jour.	Agit comme un puissant anti-inflammatoire; réduit la douleur.

TRUCS SANTÉ POUR FACILITER LA GUÉRISON

- Évitez les germinations de luzerne car elles causent des poussées de lupus.
- Évitez le soleil.
- La recherche a montré qu'une alimentation faible en mauvais gras (gras trans et saturés) et en calories amène en général une réduction des symptômes et des poussées de lupus. Des patients ont connu des périodes étendues de rémission.
- Afin de maintenir une meilleure qualité de vie, portez une attention spéciale à votre nutrition, aux suppléments alimentaires, à l'exercice et à la pensée positive. Même s'il y a une prédisposition génétique sous-jacente, éviter et éliminer les déclencheurs peut diminuer la gravité et la durée des symptômes, et pourrait réduire la quantité de médication nécessaire. Seulement 10 % des personnes atteintes de lupus comptent une autre victime dans leur famille immédiate, et seulement 5 % des enfants qui naissent de parents ayant le lupus développent eux aussi la maladie.
- Mangez une alimentation axée sur les aliments naturels et complets comme les légumineuses, les produits de soya, les fruits et légumes frais, le poisson, les huiles et matières grasses saines pour augmenter l'apport d'oméga-6, ainsi que des noix et des graines. Mangez beaucoup de poisson d'eau froide (flétan de l'Atlantique, hareng, saumon, maquereau; les sardines en boîte dans de l'huile d'olive sont particulièrement bénéfiques en raison de leur teneur élevée en AG oméga-3), car ils peuvent aider à tenir en échec l'inflammation.
- Évitez la caféine, l'alcool, les produits laitiers et animaux, les aliments transformés contenant du sucre et des additifs, tout légume de la famille des solanacées (pommes de terre blanches, poivrons, aubergines, tomates).
- Cessez de fumer et évitez l'exposition à la fumée secondaire. La nicotine provoque une constriction des vaisseaux sanguins.
- Prenez beaucoup de repos et réduisez votre niveau de stress.

Garder une attitude positive est essentiel. La Lupus Foundation of America ainsi que Lupus Canada et Lupus Québec offrent beaucoup de soutien pour vivre avec cette maladie. Faites des exercices de respiration profonde, du biofeedback, de la visualisation et d'autres thérapies pour calmer le corps.

■ Faire de l'exercice régulièrement est bénéfique pour augmenter la circulation. Continuez votre programme d'exercice si votre mobilité est bonne, mais pas au point de provoquer des douleurs ou des poussées d'inflammation. Engagez-vous dans des activités (comme l'aquaforme, la natation, le vélo et le yoga) où votre poids est soutenu et vos articulations protégées contre les impacts dommageables.

AUTRES RECOMMANDATIONS

■ Faites faire des tests et des analyses pour découvrir s'il y a des niveaux toxiques de métaux lourds dans votre corps.

■ Écrivez un journal alimentaire et inscrivez-y tout ce que vous mangez pour voir si vos symptômes ou leur intensité augmentent après avoir mangé certains aliments. Demandez qu'on vous réfère à un spécialiste en allergologie et faites-vous tester pour identifier vos déclencheurs. Certaines allergies ne peuvent être détectées qu'à l'aide du test ELISA (« Enzyme-Linked ImmunoSorbent Assay »). Une fois que vous saurez à quoi vous êtes allergique, évitez ces allergènes. Vous devriez également faire faire les tests pour identifier vos allergies environnementales.

■ Envisagez de vous faire enlever vos vieilles obturations dentaires en amalgame (qui contiennent du mercure) pour les remplacer par un matériau plus sûr. Assurez-vous cependant que vous n'êtes pas allergique à ces autres substances avant qu'on vous les mette dans la bouche. Si vous décidez de le faire, procédez lentement, en prenant votre temps, de façon à ne pas risquer de libérer trop de mercure à la fois dans votre courant sanguin.

■ Lorsque les antigènes et les anticorps s'attachent ensemble, on appelle cela un complexe immun. La thérapie aux enzymes protéolytiques (Zymactive^MD) peut aider en pénétrant la membrane du complexe immun dans les tissus et en remettant ces facteurs dans le courant sanguin pour les éliminer. Il semble que ceci stimule la dégradation du complexe immun et accélère le processus inflammatoire pour réduire l'enflure des tissus. En raison de cette activité accrue, il est reconnu que la maladie empire pendant un court moment, avant que votre état ne s'améliore. Utilisez cette thérapie sous la supervision d'un naturopathe ou d'un médecin.

■ Évitez de prendre des contraceptifs oraux, de la pénicilline, de l'hydraline, des anticonvulsants, des sulfamides et de la procaïnamide. Demandez à votre médecin s'ils sont réellement nécessaires et s'il peut vous offrir une alternative plus saine.

Références et ressources

AMMON, H.P., SAFAYHI, H., MACK, T., SABIERAJ, J. « Mechanism of anti-inflammatory actions of curcumine and boswellic acids. » *J Ethnopharmacol*, 1993 Mars; 38(2-3) : 113-119.

AMMON, H.P. « Boswellic acids (components of frankincense) as the active principle in treatment of chronic inflammatory diseases. » *Wien Med Wochenschr*, 2002; 152(15-16) : 373-378.

AQEL, M.B. « Relaxant Effect of the Volatile Oil of *Rosmarinus Officinalis* on Tracheal Smooth Muscle. » *Journal of Ethnopharmacology*, 1991; 33 : 57-62.

BALASUBRAMANYAM, M., KOTESWARI, A.A., KUMAR, R.S., MONICKARAJ, S.F., MAHESWARI, J.U., MOHAN, V. « Curcumin-induced inhibition of cellular reactive oxygen species generation : novel therapeutic implications. » *J Biosci*, Déc. 2003; 28(6) : 715-721.

BATMANGHELIDG, Fereydoon. *Votre corps réclame de l'eau – effets méconnus de la déshydratation*, traduction de *Your Body's Many Cries for Water*. Éditions des Trois Fontaines, 1994.

BITTINER, S.B., *et al.* « A Double-Blind, Randomised, Placebo-Controlled Trial of Fish Oil in Psoriasis. » *The Lancet*, 1988; 1(8582) : 378-380.

BLOCK, M.T. « Vitamine E in the treatment of diseases of the skin. » Clinical Medicine, Janvier 1953; p. 31-34 [*in* Werbach]

BOGATY, P., BROPHY, J., NOEL, M., BOYER, L., SIMARD, S., BERTRAND, F., DAGENAIS, G.R. « Impact of Prolonged Cyclooxygenase-2 Inhibition on Inflammatory Markers and Endothelial Function in Patients With Ischemic Heart Disease and Raised C-Reactive Protein. A Randomized Placebo-Controlled Study. » *Circulation*, 24 août 2004;110(8) : 934-939, publié en ligne le 9 août 2004.

BOUIC, P.J.D., *et al.* « Beta-sitosterol and beta-sitosterol glucoside stimulate peripheral blood lymphocyte proliferation: Implications for their use as an immunomodulatory, vitamin combination » *in The International Journal of Immunopharmacology*, Déc.1996; 18(12) : 693-700.

BOUIC, P.J.D. « Sterols/Sterolins, the natural, nontoxic immunomodulators and their role in the control of rheumatoid arthritis. » *Arthritis Trust of America Newsletter*. Été 1998.

BRADLEY, J.D., *et al.* « Analyse comparative d'une dose anti-inflammatoire d'ibuprofène, d'une dose analgésique d'ibuprofène et d'une dose analgésique d'acétaminophène chez les patients atteints d'une gonarthrose » (titre du résumé français de :) « Comparison of an Anti-inflammatory. Dose of Ibuprofen, an Analgesic Dose of Ibuprofen, and Acetaminophen in the Treatment of Patients with Osteoarthritis of the Knee. » *The New England Journal of Medicine*, 1991; 325 : 87-91.

BROADHURST, C. Leigh. *Natural Relief from Asthma.* Alive Books, Burnaby (BC), 2000.

BROUGHTON, K.S., *et al.* « Reduced Asthma Symptoms with n-3 Fatty Acid Ingestion Are Related to 5-series Leukotriene production. » *American Journal of Clinical Nutrition*, 1997; 65 : 1011-17.

BURT, C.W., OVERPECK, M.D. « Emergency visits for sports-related injuries. » *Ann Emerg Med*, Mars 2001; 37 : 301-308.

BUTLAND, B.K., FEHILY, A.M., et ELWOOD, P.C. « Diet, lung function, and lung function decline in a cohort of 2,512 middle-aged men. » *Thorax*, 2000; 55 : 102-108.

BURNS, A.J., ROWLAND, I.R. « Anti-carcinogenicity of probiotics and prebiotics. » *Curr Issues Intest Microbiol*, Mars 2000; 1(1) : 13-24. Revue.

CALLAHAN, L.F., RAO, J., BOUTAUGH, M. « Arthritis and Women's Health : Prevalence, Impact and Prevention. » *Am J Pre Med*, 1996; 12(5) : 401-409.

CAREY, I.M., STRACHAN, D.P., COOK, D.G. « Effects of changes in fresh fruit consumption on ventilatory function in healthy British adults. » *Am J Respir Crit Care Med*, 1998; 158 : 728-733.

CARSON-DEWITT, R.S. « Systemic Lupus Erythematosus. » *Gale Encyclopedia of Medicine*, Gale Research Group, 1999.

CAUGHEY, D.E., GRIGOR, R.R., CAUGHEY, E.B., *et al.* « *Perna canaliculus* in the treatment of rheumatoid arthritis. » *Eur J Rheumatol Inflamm*, 1983; 6 : 197-200.

CHILDS, Nathan D. « Could Lyme Vaccine Trigger Auto-immune Arthritis? » *Pediatric News*, 1999; Volume 33, 6 : 20.

COHEN, H.A., *et al.* « Blocking Effect of Vitamin C in Exercise Induced Asthma. » *Archives of Pediatric Adolescent Medicine*, 1997; 151 : 367-370.

CONWAY, B., RENE, A. « Obesity as a disease : no lightweight matter. » *Obes Rev*, Août 2004; 5(3) : 145-151.

CUSTOVIC, A., SIMPSON, A., CHAPMAN, M.D., WOODCOCK, A. « Allergen avoidance in the treatment of asthma and atopic disorders. » *Thorax*, 1998; 53 : 63-72.

D'AMBROSIO, E., *et al.* « Glucosamine Sulfate : A Controlled Clinical Investigation in Arthrosis. » *Pharmatherapeutica*, 1981; 2(8) : 504–510.

DE CATERINA, R., LIAO, J.K., LIBBY, P. « Fatty acid modulation of endothelial activation. » *Am J Clin Nutr*, Janvier 2000; 71 (Suppl. 1) : 213s-223s.

DELPORT, R. *et al.* « Vitamin B6 Nutritional Status in Asthma : The Effect of Theophylline Therapy on Plasma Pyridoxal-5-Phosphate and Pyridoxal Levels. » *Int J Vitam Nutr Res*, 1988; 58(1) : 67-72.

DEODHAR, S.D., *et al.* « Preliminary studies on anti-rheumatic activity of curcumin. » *Ind J Med Res*, 1980; 71 : 633.

DEW, M.J., EVANS, B.K., RHODES, J. « Peppermint oil for irritable bowel syndrome : a multicentre trial. » *British Journal of Clinical Practice*. 1984, 38 : 394-398.

DEXTER, P., et BRANDT, K. « Distribution and Predictors of Depressive Symptoms of Osteoarthritis. » *The Journal of Rheumatology*, 1994; 21(2) : 279-286.

DIXON, J., *et al. Second-line Agents in the Treatment of Rheumatic Diseases.* New York, Marcel Dekker, 1992.

DROSTE, J.H.J., *et al.* « Does the use of antibiotics in early childhood increase the risk of asthma and allergic disease? » *Clinical and Experimental Allergy*, 2000; 30 : 1547-1553.

EMELYANOV, A., FEDOSEEV, G., KRASNOSCHEKOVA, O., *et al.* « Treatment of asthma with lipid extract of New Zealand green-lipped mussel : a randomised clinical trial. » *Eur Respir J*, 2002; 20 : 596–600.

FABENDER, H.M., *et al.* « Glucosamine sulfate compared to ibuprofen in osteoarthritis of the knee. » *Osteoarthritis and Cartilage*, 1994; 2(1) : 61-69.

FINNEGAN, John, *The Facts About Fats.* Celestial Arts, 1993.

FUJITA, H., YASUMOTO, R., HASEGAWA, M., OHSHIMA, K. « Antihypertensive activity of 'Katsuobushi Oligopeptide' in hypertensive and borderline hypertensive subjects. » Jpn Pharmacol Ther, 1997; 25 : 147-51.

FUJITA, H., YAMAGAMI, T., OHSHIMA, K. « Effect of an ACE-inhibitory agent, katsuobushi oligopeptide, in the spontaneously hypertensive rat and in borderline and mildly hypertensive subjects. » Nutr Res, 2001; 21 : 1149-1158.

GALLAND, L. « Increased Requirements for Essential Fatty Acids in Atopic Individuals, A Review with Clinical Descriptions. » American Journal of Clinical Nutrition, 1986; 5 : 213-228.

GAY, G. « Another Side Effect of AINS. » Journal of the American Medical Association, 1990; 264(20) : 2677-2678.

GECHT, M.R., et al. « A Survey of Exercise Beliefs and Exercise Habits Among People with Arthritis. » Arthritis Care and Research, 1996; 9(2) : 82-88.

GEMMELL, E., CARTER, C.L., SEYMOUR, G.J. « Mast cells in human periodontal disease. » J Dent Res, Mai 2004; 83(5) : 384-387.

GENCO, R., et al. « Periodontal disease and risk for myocardial infarction and cardiovascular disease. » CVR&R, Mars 1998 : 34-40.

GERMANO, Carl et CABOT, William, Nature's Pain Killers: Nutritional and Alternative Therapies for Chronic Pain Relief. Kensington Books, New York, 1999.

GEUSENS, P., et al. « Long-term effect of omega-3 fatty acid supplementation in active rheumatoid arthritis. A 12-month, double-blind, controlled study. » Arthritis Rheum, 1994; 37(6) : 824-829.

GIBSON, R.G., GIBSON, S.L. « Green-lipped mussel extract in arthritis. » The Lancet, 1981; 1 : 439 (lettre).

GIBSON, S.L.M., GIBSON, R.G. « The treatment of arthritis with a lipid extract of Perna canaliculus : a randomized trial. » Comp Ther Med, 1998; 6 : 122-6.

GRANT, I.R., BALL, H.J., ROWE, M.T. « Inactivation of Mycobacterium paratuberculosis in cow's milk at pasteurization temperatures. » Applied and Environmental Microbiology, 1996; 62 : 631-636.

GRAVE, G. « Antioxydant Nutriments in Inflammatory Bowel Disease. » *Crohn's & Colitis Foundation of America physician letter*, www.ccfa.org.

GRIMBLE, R.F., TAPPIA, P.S. « Modulation of pro-inflammatory cytokine biology by unsaturated fatty acids. » *Z Ernahrungswiss*, 1998; 37 Suppl 1 : 57-65.

GUPTA, M.B., *et al.* « Anti-Inflammatory and Antipyretic Activities of B-Sitosterol. » *Planta Medica*, 1980; 39 : 157-163.

GURSEL, T., FIRAT, S., ERCAN, Z.S. « Increased serum leukotriene B4 level in the active stage of rheumatoid arthritis in children. » *Prostaglandines Leukot Essent Fatty Acids*, 1997; 56 : 205-207.

HARRIES, A.D., et HEATLEY, R.V. « Nutritional disturbances in Crohn's Disease. » *Postgraduate Medical Journal*, 1983; 59 : 690-697.

HAY, Louise L., *Heal Your Body*. Hay House, Santa Monica, CA 1988.

HENDERSON, W.R. Jr. « The role of leukotrienes in inflammation. » *Ann Intern Med*, 1994; 121 : 684-697.

HERMON-TAYLOR, John, BARNES, Nick, CLARKE, Chris et FINALYSON, Caroline. « *Mycobacterium paratuberculosis* cervical lymphadenitis followed five years later by terminal ileitis similar to Crohn's disease. » *British Medical Journal*, 7 février 1998, 449-453.

HERTOG, M.L. et HOLLMAN, P.H.. « Potential Health Effects of the Dietary Flavonol Quercetin. » *European Journal of Clinical Nutrition*, 1996; 50 : 63-71.

HESSLINK, R. Jr, ARMSTRONG, D. III, NAGENDRAN, M.V., SREEVATSAN, S., BARATHUR, R. « Cetylated fatty acids improve knee function in patients with osteoarthritis. » *J Rheumatol*, 29 août 2002 (8) : 1708-1712.

HODGE, L., SALOME, C.M., PEAT, J.K., *et al.* « Consumption of oily fish and childhood asthma risk. » *Medical Journal of Australia*, 1996; 164 : 137-140.

HODGKINSON, R. et WOOLF, D. « A Five Year Clinical Trial of Indomethacin in Osteoarthritis of the Hip Joint. » *ACTA Orhtop Scand*, 1979; 50 : 169-170.

HOST, A. « Cow's Milk Allergy. » *Journal of the Royal Society of Medicine*, 1997; 90 Suppl 30 : 34-39.

ISOLAURI, E., *et al.* « Breast feeding of Allergic Infants. » *Pediatrics*, 1999; 134 : 27-32.

IZAKA, K., *et al.* « Gastro-intestinal absorption and anti-inflammatory effect of bromelain. » *Jpn J Pharmacol*, 1972; 22 : 519.

JACOB, S.W., LAWRENCE, R.M., ZUCKER, M. *The Miracle of MSM : The Natural Solution for Pain.* Penguin Putnam, Inc., New York, 1999.

JEFFERIES, W.M. « Cortisol and Immunity. » *Medical Hypotheses*, 1991; 34 : 203.

JENSEN, M.N. « Good health requires good gums. » *Science News*, 9 mai 1998; 153 : 300-301.

KITTS, D. *et al.* « Adverse Reactions to Food Constituents : Allergy Intolerance and Autoimmunity. » *Canadian Journal of Physiology and Pharmacology*, 1997; 75 : 241-254.

KRAEMER, W.J., RATAMESS, N.A., ANDERSON, J.M., MARESH, C.M., TIBERIO, D.P., JOYCE, M.E., MESSINGER, B.N., FRENCH, D.N., RUBIN, M.R., GOMEZ, A.L., VOLEK, J.S., HESSLINK, R. Jr. « Effect of a cetylated fatty acid cream on functional mobility and quality of life of patients with osteoarthritis. » *J Rheumatol*, Avril 2004; 31(4) : 767-774.

KUVAEVA, I., *et al.* « The microecology of the gastro-intestinal tract and the immunological status under food allergy. » *Nahrung*, 1984; 28 : 689-693. Cité dans WERBACH, Melvyn R. *Nutritional Influences on Illness*, Keats Publishing Corp, New York 1987.

LANGER, Stephen, M.D. et SCHEER, James F. *Pocket Guide to Natural Health.* Twin Stream, Keats Publishing Corp., New York, 2001.

LI, M., YANG, B., YU, H., ZHANG, H. « Clinical observation of the therapeutic effect of ginkgo leaf concentrated oral liquor on bronchial asthma. » *CJIM*, 1997; 3 : 264–267.

LICHTENSTEIN, L. « Les allergies et le système immunitaire. » *Pour la Science*, n° 193 (spécial immunité), Novembre 1993 : 112-121. Traduction de « Allergy and the Immune system. » *Scientific American*, Septembre 1993 : 116-124.

LINOS, A., KAKLAMANI, V.G., KAKLAMANI, E., *et al.* « Dietary factors in relation to rheumatoid arthritis : a role for olive oil and cooked vegetables? » *Am J Clin Nutr*, 1999; 1077-1082.

LOWE, G.D., RUMLEY, A., McMAHON, A.D., FORD, I., O'REILLY, D.S., PACKARD, C.J., West of Scotland Coronary Prevention Study Group (WOSCOPS). « Interleukine-6, fibrin D-dimer, and coagulation factors VII and XIIa in prediction of coronary heart disease. » *Arterioscler Thromb Vasc Biol*, Août 2004; 24(8) : 1529-1534.

MASTRANDREA, F., CORADDUZZA, G., SERIO, G., MINARDI, A., MANELLI, M., ARDITO, S., MURATORE, L. « Probiotics reduce the CD34+ hemopoietic precursor cell increased traffic in allergic subjects. » *Allerg Immunol* (Paris), Avril 2004; 36(4) : 118-22.

MATRICARDI, P.M., *et al.* « Exposure to food-borne and orofecal microbes versus airborne viruses in relation to atopy and allergic asthma : epidemiological study. » *British Medical Journal*, 2000; 320 : 412-417.

MATSUMOTO, S., WATANABE, N., IMAOKA, A., OKABE, Y. « Preventive effects of *Bifidobacterium-* and *Lactobacillus*-fermented milk on the development of inflammatory bowel disease in senescence-accelerated mouse P1/Yit strain mice. » *Digestion*, 2001; 64(2) : 92-99.

McNEAL, R.L. « Aquatic Therapy for Patients with Rheumatic Disease. » *Rheumatic Disease Clinics of North America*, 1990; 16(4) : 915-929.

MITTMAN, P. « Randomized double-blind study of freeze-dried *Urtica dioica* in the treatment of allergic rhinitis. » *Planta Med*, 1990; 56 : 44-47.

MORREALE, P., *et al.* « Comparison of the anti-inflammatory efficacy of chondroitin sulfate and diclofenac sodium in patients with knee osteoarthritis. » *J Rheumatol*, 1996; 23(8) : 1385-1391.

MORELAND, L.W. « Treatment of Rheumatoid Arthritis with Recombinant Human Tumor Necrosis Factor Receptor (p75)-Fc Fusion. » *New England Journal of Medicine*, 1997; 337(3) : 141-147.

MURRAY, M.T. *Encyclopedia of Nutritional Supplements*. Prima Publishing, Rocklin (CA), 1996.

MURRAY, M.T. *Arthritis: How You Can Benefit from Diet, Vitamins, Minerals, Herbs, Exercise and Other Natural Methods*. Prima Publishing, Rocklin (CA). 1994.

NANDA, R., *et al.* « Food intolerance and irritable bowel syndrome. » *Gut*, 1989; 30(8) : 1099-1104.

NEUMAN, I., NAHUM, H., BEN-AMOTZ, A. « Reduction of exercise-induced asthma oxidative stress by lycopene, a natural antioxydant. » *Allergy*, 2000; 55 : 1184-1189.

NEWMAN, N.M., *et al.* « Acetabular Bone Destruction Related to Nonsteroidal Anti-Inflammatory Drugs. » *The Lancet*, 6 juillet 1985; 2 : 11-14.

NEWMARK, Thomas M. et SCHULICK, Paul. *Beyond Aspirin*. Hohm Press, Prescott (AZ), 2000.

NOSSAL, G.J.V. « Immunological Tolerance : Collaboration Between Antigen and Lymphokines. » *Science*, 1989; 245 : 147-153.

OLDER, S.A., BATTAFARANO, D.F., ENZENAUER, R.J., KRIEG, A.M. « Can immunization precipitate connective tissue disease? Report of five cases of systemic lupus erythematosus and review of the literature. » *Semin Arthritis Rheum*, Décembre 1999; 29(3) : 131-139.

PAVLIDIS, N.A., KARSH, J., MOUTSOPOULOS, H.M. « The clinical picture of primary Sjögren's syndrome: a retrospective study. » *J Rheumatology*, 1982; 9 : 685-690.

PERNEGER, T.V., *et al.* « Risk of Kidney Failure Associated with the Use of Acetaminophen, Aspirine, and Nonsteroidal Antiinflammatory Drugs. » *New England Journal of Medicine* 1994; 331(25) : 1675-1679.

PETRI, Michelle, *et al.* « Plasma homocysteine as a risk factor for atherothrombotic events in systemic lupus erythematosus. » *The Lancet*, 26 octobre 1996; 348 : 1120-1124.

PINGET, M., LECOMTE, A. « Étude des effets de l'*harpagophytum* en rhumatologie dégénérative » in *Le magazine* 1990;(10):1-10.

PINGET, M., LECOMTE, A. « The effects of *harpagophytum* capsules in degenerative rheumatology. » *J Médecine Actuelle*, 1985; 12(4) : 65-67.

PIPITONE, V.R. « Chondroprotection with Chondroitin Sulfate. » *Drugs in Experimental and Clinical Research*, 1991; 17(1) : 3-7.

RENNIE J. « Les maladies auto-immunes » *Pour la Science*, n° 160, février 1991; 72-80. Traduction de « The Body Against Itself. » *Scientific American*, Décembre 1990; 76-85.

RIDKER, P.M.. « High-sensitivity C-reactive protein, inflammation, and cardiovascular risk : from concept to clinical practice to clinical benefit. » Am Heart J, Juillet 2004; 148 (Suppl. 1) : S19-26.

ROSE, N.R., MACKAY, I.R., éd., The Auto-immune Diseases. Academic Press, San Diego, CA, 1998.

RUIZ-GUTIERREZ, V., MURIANA, F.J., GUERRERO, A., et al. « Plasma lipids, erythrocyte membrane lipids and blood pressure of hypertensive women after ingestion of dietary oleic acid from two different sources. » J Hypertens, Décembre 1996; 14 : 1483-1490.

SAMUEL, M.P., et al. « Fast Food Arthritis, a Clinico-Pathologic Study of Post-Salmonella Reactive Arthritis. » Journal of Rheumatology, 1995; 22 : 1947-1952.

SATA, N., HAMADA, N., HORINOUCHI, T., AMITANI, S., YAMASHITA, T., MORIYAMA, Y., MIYAHARA, K. « C-reactive protein and atrial fibrillation. Is inflammation a consequence or a cause of atrial fibrillation? » Jpn Heart J, Mai 2004; 45(3) : 441-445.

SCHMID, B., et al. « Analgesic effects of willow bark extract in osteoarthritis : results of a clinical double-blind trial. » Fact, 1998; 3 : 186.

SCHWARTZ, E.R. « The modulation of osteoarthritic development by vitamins C and E. » Int J Vitam Nutr Res Suppl, 1984; 26 : 141-146.

SHAHANI, et al. « Benefits of Yogurt. » International Journal of Immunotherapy, 1993; 9(1) : 65-68.

SHELDON, T. « Link between pollution and asthma uncovered. » British Medical Journal, 20 mars 1999; 318 : 756 et sur www.bmj.com.

SHODA, A., et al. « Therapeutic efficacy of N-2 polyunsaturated fatty acid in experimental Crohn's disease. » Journal of Gasteroenterology, 1995; 30 : (suppl 8) 98-101.

SINGH, G.B., ATAL, C.K. « Pharmacology of an extract of salai guggal ex-Boswellia serrata, a new non-steroidal anti-inflammatory agent. » Agents Action, 1986; 18 : 407-412.

STRONG, A.M.M., et al., « The effect of oral linoleic acid and gamma-linolenic acid (Efamol). » British Journal of Clinical Practice, Novembre-décembre 1985, p. 444 [in Werbach].

THEODOSAKIS, Jason, *et al. L'arthrose et les moyens naturels de la traiter*, Éditions de Fallois, Paris, 1998.

THEODOSAKIS, J. *The Arthritis Cure, New Hope For Beating Arthritis*, St.Martin's Press, New York 1997.

TRAUT, E.F., THRIFT, C.B. « Obesity in Arthritis : Related Factors, Dietary Factors. » *Journal of the American Geriatric Society*. 1969; 17 : 710-717.

VAN VOLLENHOVEN, R.F., *et al.* « An open study of dehydroepiandrosterone in systemic lupus erythematosus. » *Arthritis and Rheumatism*, 1994; 37 : 1305-1310.

VAZ, A.L. « Double-blind Clinical Evaluation of the Relative Efficacy of Ibuprofen and Glucosamine Sulphate in the Management of Osteoarthrosis of the Knee in Out-Patients. » *Current Medical Research and Opinion*, 1982; 8(3) : 145-149.

VOELKER, R. « Ames Agrees with Mom' Advice : Eat Your Fruits and Vegetables. » *The Journal of the American Medical Association*, 1995; 273(14) : 1077-1078.

WERBACH, Melvyn R., M.D. *Healing Through Nutrition*. Harper-Collins, New York, 1993.

WERBACH, Melvyn R., M.D. *Nutritional Influences on Illness. A Sourcebook of Clinical Research*, Third Line Press, Tarzana (CA), 1990, 2ᵉ éd.

WHITAKER, Julian. « Research Roundup : Mustaches. » *Healthy & Healing*, Février 2001; 11(2).

WHITAKER, Julian. « What to Add to Your Multivitamin to Address Specific Health Conditions. » *The Whitaker Wellness Program: Part 3*. Phillips Publishing, Inc., Potomac (MD), 1999.

WHITAKER, Julian. « Research Roundup : Cranberries. » *Health & Healing*, Décembre 2000; 10(12).

WHITAKER, Julian. « Save Your Teeth and Your Health. » *Health & Healing*, Août 2000; 10(8).

WHITAKER, Julian. « Research Roundup : Supplements. » *Health & Healing*, Janvier 2001; (11)1.

WHITEHOUSE, M.W., MARCIDES, T.A., KALAFATIS, N., *et al.*
« Anti-inflammatory activity of a lipid fraction (lyprinol) from the NZ green lipped mussel. » *Inflam Pharmacol*, 1997; 5 : 237-246.

WILSON, P.W. « Assessing coronary heart disease risk with traditional and novel risk factors. » *Clin Cardiol*, Juin 2004; 27(6 Suppl 3) : III 7-11.

YAMAMOTO M., *et al.* « Anti-Inflammatory Active Constituents of *Aloe arborescens Miller.* » *Agric Biol Chem*, 1991; 55(6) : 1627-1629.

YOSHIMOTO, T., *et al.* « Flavonoids : Potent Inhibitors of Arachidonate-5-lipoxygenase. » *Biochemical Biophysiolgical Research Communication*, 1983; 116 : 612-618.

ZIBOH, V.A., *et al.* « Effects of dietary supplementation of fish oil on neutrophil and epidermal fatty acids. Modulation of clinical course of psoriatic subjects. », *in Arch Dermatol*, Novembre 1986; 122 : 1277-1282.

Ressources en ligne

En français

Le Journal des allergiques	www.allergique.org
Arthrite Montréal	www.arthritismontreal.ca/fr_home.htm
Association des allergologues et immunologues du Québec	www.aqaa.qc.ca
Association des maladies gastro-intestinales fonctionnelles	www.amgif.qc.ca/index2.html
Association du syndrome de Sjogren	www.sjogrens.ca
Association pulmonaire du Québec (asthme)	www.pq.poumon.ca
Association québécoise de la fibromyalgie	www.aqf.ca
Fédération québécoise de la fibromyalgie	pages.globetrotter.net/fibro.bsl/fqf.htm
Fibromyalgie-Qc	www.fibromyalgie-qc.org
FM-SFC Canada	fm-cfs.ca/index-f.html
Fondation canadienne des maladies inflammatoires de l'intestin	www.ccfc.ca/French/index.html
Fondation canadienne pour la promotion de la santé digestive	www.cdhf.ca/french/index.htm
Fondation des maladies du cœur du Canada	ww2.fmcoeur.ca
La Société d'Arthrite	www.arthritis.ca
Lupus Canada	www.lupuscanada.org
Passeport Santé/Réseau Protéus	www.passeportsante.net / www.reseauproteus.net
Sclérodermie Québec	www.sclerodermie-quebec.qc.ca

En anglais

American Auto-immune Related Diseases Association, Inc.	www.aarda.org
Arthritis Foundation	www.arthritis.org
Celadrin	www.celadrin.com
Crohn's and Colitis Foundation of America	www.ccfa.org
Lupus Foundation of America	www.lupus.org
National ME/FM Action Network	www.mefmaction.net
National Psoriasis Foundation	www.psoriasis.org
Scleroderma Foundation	www.sclerodermia.org
Sjogren's Syndrome Foundation, Inc.	www.sjogrens.com

De la même auteure

En français

*La Cure du système immunitaire – Optimisez votre système immunitaire
en seulement trente jours – et de façon naturelle !*
avec Patrick J.D. Bouic, Ph.D., traduit par C. Hallé
AdA, Varennes (Qc), 2001.

*Un système immunitaire en santé – des traitements naturels
scientifiquement prouvés pour les maladies de A à Z*
traduit par C. Hallé; AdA, Varennes (Qc), 2004.

Une ménopause sans hormonothérapie
avec le Dr Karen Jensen, traduit par M. Samek
AdA, Varennes (Qc), 2004.

En anglais

The Immune System Cure: Nature's Way to Super-Powered Health
avec Patrick J.D. Bouic, Ph.D.

*Healthy Immunity: Scientifically Proven Natural Treatments
for Conditions from A-Z*

*Healthy Fats for Life: Preventing and Treating Common
Health Problems with Essential Fatty Acids*
avec Karlene Karst, B.Sc., R.D.

No More HRT: Menopause Treat the Cause
avec le Dr Karen Jensen

*An A-Z Woman's Guide to Vibrant Health:
Prevent and Treat the Top 25 Female Health Conditions*

*The Body Sense Natural Diet Program:
Six Weeks to a Slimmer, Healthier You*

**Pour plus d'information sur Lorna Vanderhaeghe, visitez le site
www.healthyimmunity.com**